Best of Therapie

Mit „Best of Therapie" zeichnet Springer die besten Masterarbeiten aus den Bereichen Ergotherapie, Logopädie und Physiotherapie aus. Inhalte aus den etablierten Bereichen der Therapiewissenschaft, Pädagogik, des Gesundheitsmanagements und der Grundlagenforschung finden hier eine geeignete Plattform. Die mit Bestnote ausgezeichneten Arbeiten wurden durch Gutachter empfohlen und behandeln aktuelle Themen rund um die Therapiewissenschaften im Gesundheitswesen. Die Reihe wendet sich an Praktiker und Wissenschaftler gleichermaßen und soll insbesondere auch Nachwuchswissenschaftlern Orientierung geben.

Weitere Bände in der Reihe http://www.springer.com/series/15357

Meike Schulte

Die nichtinvasive Hirnstimulation in der Aphasietherapie

Eine kombinierte Intervention aus tDCS und logopädischer Gruppentherapie

Mit einem Geleitwort von Dr. rer. nat. Dipl.-Psych. Katrin Sakreida

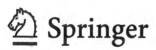 Springer

Meike Schulte
Aachen, Deutschland

Best of Therapie
ISBN 978-3-658-22570-4   ISBN 978-3-658-22571-1   (eBook)
https://doi.org/10.1007/978-3-658-22571-1

Die Deutsche Nationalbibliothek verzeichnet diese Publikation in der Deutschen National-
bibliografie; detaillierte bibliografische Daten sind im Internet über http://dnb.d-nb.de abrufbar.

Gedruckt auf säurefreiem und chlorfrei gebleichtem Papier

Springer ist ein Imprint der eingetragenen Gesellschaft Springer Fachmedien Wiesbaden GmbH
und ist ein Teil von Springer Nature
Die Anschrift der Gesellschaft ist: Abraham-Lincoln-Str. 46, 65189 Wiesbaden, Germany

Geleitwort

Diese Veröffentlichung zeichnet die im Studiengang Lehr- und Forschungslogopädie an der RWTH Aachen University entstandene Masterarbeit von Frau Meike Schulte mit dem Titel *Die nichtinvasive Hirnstimulation in der Aphasietherapie Eine kombinierte Intervention aus transkranieller Gleichstromstimulation und logopädischem Therapiekonzept* über die Bestnote hinaus aus.

Mit dem Wunsch nach einem anwendungsorientierten Masterprojekt hat Frau Schulte die innovative Idee der Kombination eines in der Logopädie etablierten kommunikativen-pragmatischen Gruppentherapiekonzepts für chronische Aphasiker und einer wissenschaftlich etablierten nicht-invasiven Hirnstimulationsmethode –der transkraniellen Gleichstromstimulation– eigenständig entwickelt. Den theoretischen Hintergrund arbeitete Frau Schulte fundiert aus, plante das Projekt sehr detailliert und führte es mit einem außergewöhnlichen Maß an Selbstständigkeit und Engagement aus. In der Darstellung und Diskussion der Ergebnisse weist die Masterarbeit von Frau Schulte ein sehr hohes Niveau auf. Insbesondere aber fällt die Arbeit durch eine ausgezeichnete formale Korrektheit und sehr präzise und verständliche sprachliche Darstellungsweise, auch bei komplexen Sachverhalten, auf.

Vor dem Hintergrund der Entwicklung der mobilen, einfach anzuwendenden, gut verträglichen und nicht zuletzt mit einer vielversprechenden Datenlage hinsichtlich der Verbesserung kognitiver Leistungen belegten Methode der transkraniellen Gleichstromstimulation ist die Fragestellung der Effektivität einer Interventionskombination in der Aphasietherapie aktuell und zukunftsweisend. Trotz der Variabilität zwischen den untersuchten Patienten und der daraus resultierenden diversen Einflussfaktoren konnte die Studie von Frau Schulte Leistungssteigerungen auf die zusätzliche Hirnstimulation zurückführen. Insofern gibt die Masterarbeit nicht nur Impulse für wissenschaftliche Folgestudien, sondern auch für den Einsatz der transkraniellen Gleichstromstimulation in der logopädischen Klinik und Praxis.

Dr. rer. nat. Dipl.-Psych. Katrin Sakreida
(im Namen aller Betreuenden)

Vorwort

Die vorliegende Arbeit ist an der RWTH Aachen University im Rahmen des Studiengangs „Lehr- und Forschungslogopädie M.Sc." entstanden und im März 2017 beendet worden.

Zu Beginn möchte ich mich bei meinen teilnehmenden Probanden bedanken. Indem sie mir in der Therapie ihr Vertrauen geschenkt haben, konnte die Studie erst möglich gemacht werden.

Mein besonderer Dank gilt darüber hinaus dem gesamten Projektteam. Ich danke Dr. Katrin Sakreida für die Zeit, die große Mühe und den stets hilfreichen Rat während der Planung und Umsetzung dieses Projekts. Ebenso danke ich Prof. Stefan Heim, Dr. Kerstin Schattka und Prof. Ferdinand Binkofski, die das Projekt mit ihrem Wissen und ihrer Erfahrung bereichert haben. Nina Jacobs gilt besonderer Dank, da sie in ihrer Masterarbeit die Methode der CIAT-COLLOC NK entwickelt und damit die Grundlage für die kombinierte Intervention dieser Studie geschaffen hat. Dem gesamten Team der Neuropsychologischen Therapiestation – Aphasiestation Aachen danke ich für die Einarbeitung in die Abläufe und die Implementierung der Studie auf der Station. Dr. Bruno Fimm gilt Dank für die eingehende statistische Beratung.

Für die Einarbeitung in die Methode der tDCS danke ich Dr. Benjamin Clemens und cand. rer. medic. Robert Darkow. Mit hilfreichen Tipps und ihrer Erfahrung haben sie maßgeblich zum Projekt beigetragen und mir viel neues Wissen vermittelt.

Abschließend möchte ich mich ganz besonders herzlich bei meinen Eltern, meinen Geschwistern und meinem Freund für die fortwährende Unterstützung bedanken.

Meike Schulte

Mehr zum Studiengang finden Sie hier:

http://www.rwth-aachen.de/cms/root/Studium/Vor-dem-Studium/Studiengaenge/
Liste-Aktuelle-Studiengaenge/Studiengangbeschreibung/~bkgo/Lehr-und-For
schungslogopaedie-M-Sc-/

Inhaltsverzeichnis

Abbildungsverzeichnis

Tabellenverzeichnis

Abkürzungsverzeichnis

AAT	Aachener Aphasie Test
ANELT	Amsterdam Nijmegen Everyday Language Test
atDCS	anodal transcranial direct current stimulation
CETI	Communicative Effectiveness Index
CIAT	Constraint-Induced Aphasia Therapy
CIAT-COLLOC	Constraint-Induced Aphasia Therapy Collocation
CIAT-COLLOC NK	Constraint-Induced Aphasia Therapy Collocation Nomina Komposita
CI	Constraint-Induced
CIMT	Constraint-Induced Movement Therapy
ctDCS	cathodal transcranial direct current stimulation
DGN	Deutsche Gesellschaft für Neurologie
DIMDI	Deutsches Institut für Medizinische Dokumentation und Information
F	Fragestellung
H	Alternativhypothese
ICF	International Classification of Functioning, Disability and Health
ILAT	Intensive Language Action Therapy
LTD	Long term depression
LTP	Long term potentiation
MEG	Magnetenzephalografie
(f)MRT	(funktionelle) Magnetresonanztomografie
NK	Nomina Komposita
NT	Nachtestung/Nachtest
PP	Patientenpaar
PR	Prozentrang
tDCS	transcranial direct current stimulation
VT	Vortestung/Vortest
ZT	Zwischentestung/Zwischentest

1 Einleitung

Neue Forschungs- und Behandlungsmethoden, gesteigerte Präventionsmaßnahmen und die Etablierung spezieller Stroke-Units haben die Zahl der an Schlaganfall verstorbenen Menschen in den vergangenen Jahren stetig senken können (Robert Koch-Institut, 2015). Dieser großartige Erfolg der Medizin bringt jedoch auch neue Herausforderungen mit sich. Denn mit der Senkung der Mortalitätsrate steigt die Zahl der Menschen, die nach einem Schlaganfall pflege- und therapiebedürftig sind (Breitenstein et al., 2016). Der Herausforderung der motorischen, sprachlichen, kognitiven und psychischen Rehabilitation und Begleitung der Betroffenen stehen die knappen Ressourcen des Gesundheitssystems gegenüber (Fink, Grefkes & Weiss, 2016). Möglichkeiten zur intensiven und ganzheitlichen Therapie sind aufgrund personeller, organisatorischer und finanzieller Faktoren stark limitiert und können nur einem Bruchteil der Betroffenen zugänglich gemacht werden (Breitenstein et al., 2016).

Der Einsatz unterstützender Therapiemethoden könnte vor diesem Hintergrund als innovativer Lösungsansatz dienen und bestehende Therapieverfahren in ihrer Effektivität steigern. Die Pharmakotherapie, Robotergestützte Verfahren und auch nicht-invasive Hirnstimulationstechniken halten demnach Einzug in das Themenfeld der Rehabilitation nach Schlaganfall (Bilda, Mühlhaus & Ritterfeld, 2016).

Aus dieser Motivation heraus präsentiert die vorliegende Arbeit eine kombinierte Intervention aus nicht-invasiver Hirnstimulation (tDCS) und einem evidenzbasierten, kommunikativ-pragmatischen Behandlungskonzept für Aphasiker (CIAT-COLLOC NK). Diese kombinierte Intervention ist in ihrer Effizienz und ihrer deutlichen Kommunikationsorientierung sowohl an die Ressourcen des Gesundheitssystems als auch an die Bedürfnisse der Patienten angepasst.

Die vorliegende Arbeit beginnt mit der Darstellung des theoretischen Hintergrunds zur kombinierten Intervention. Es folgt die Präsentation der Fragestellungen und Hypothesen sowie der methodischen Umsetzungen zur Beantwortung der gestellten Fragen. Anschließend werden die Ergebnisse vorgestellt und im Rahmen der Diskussion kritisch hinterfragt. Vor dem Fazit und einem Ausblick werden Chancen und Herausforderungen für die weitere Forschung in diesem Bereich thematisiert.

2 Theoretischer Hintergrund

Das folgende Kapitel stellt die beiden Methoden der kombinierten Intervention in ihren Grundgedanken dar und präsentiert anschließend den aktuellen Stand der Forschung zur jeweiligen Methode. Zum Ende des Kapitels 2.2 schließt sich darüber hinaus eine Diskussion der Besonderheiten des Gruppensettings an.

2.1 tDCS

Unter dem Gliederungspunkt *Grundlagen der Methode* wird die transkranielle Gleichstromstimulation näher beschrieben. Unter *Aktueller Stand der Forschung* werden Forschungsarbeiten vorgestellt, die diese Methode integrieren. Im Fokus stehen Studien, die sich mit dem Einsatz der tDCS zur Rehabilitation von Menschen nach einer Hirnschädigung beschäftigt haben, da dieser Aspekt Inhalt der vorliegenden Masterarbeit ist. Demnach finden Studien mit gesunden Probanden weniger Beachtung.

Grundlagen der Methode

Die transkranielle Gleichstromstimulation gehört zur Gruppe der nicht-invasiven Hirnstimulationsmethoden. Es handelt sich um eine etablierte Methode, die nebenwirkungsarm und schmerzfrei ist (Baker, Rorden & Fridriksson et al., 2010). Vereinfacht dargestellt besteht die tDCS-Vorrichtung aus einer Stromquelle, von der zwei Elektroden mit Kabelverbindungen ausgehen (siehe Abb. 1). Die Elektroden werden am Kopf des Probanden befestigt, sodass ein schwacher Strom auf das Gehirn appliziert werden kann. Dieser Strom führt zu einer Veränderung des neuronalen Ruhemembranpotenzials, wodurch Hirnareale gezielt in ihrer kortikalen Erregbarkeit moduliert werden können (Stagg & Nitsche, 2011). Eine anodale Stimulation verschiebt dabei das Ruhemembranpotenzial im Sinne einer Langzeit-Potenzierung (engl.: long-term-potentiation (LTP)) und sorgt damit für eine Erregbarkeitssteigerung. Der gegenteilige Effekt entspricht einer kathodalen Stimulation, wodurch eine Langzeit-Depression (engl.: long-term-depression (LTD)) und damit eine Erregbarkeitsverminderung an der Synapse erreicht werden kann (Stagg & Nitsche, 2011).

© Springer Fachmedien Wiesbaden GmbH, ein Teil von Springer Nature 2018
M. Schulte, *Die nichtinvasive Hirnstimulation in der Aphasietherapie*,
Best of Therapie, https://doi.org/10.1007/978-3-658-22571-1_2

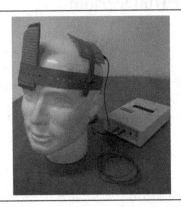

Abbildung 1:   Neuroconn DC-Stimulator; Foto: © Katrin Sakreida

Die Methode löst keine direkten Aktionspotenziale aus. Vielmehr entsprechen die beschriebenen Veränderungen neuromodulatorischen Prozessen, die die Wahrscheinlichkeit der Auslösung eines Aktionspotenzials variieren können (Nitsche et al., 2008). Die Beeinflussung durch die tDCS ist vollständig reversibel. Erzielte Auswirkungen auf neuronaler Ebene überdauern jedoch die reine Stimulationszeit und unterstützen damit die Einspeicherung neuen Wissens (Stagg & Nitsche, 2011). Deshalb wird die tDCS in vielfältigen Kontexten neurowissenschaftlicher Forschung und Rehabilitation eingesetzt (Flöel, 2014).

Aktueller Stand der Forschung

Von den Anfängen der Nutzung elektrischer Stimulationsmethoden bis in die heutige Zeit sind mittlerweile zwei Jahrtausende vergangen. Bereits in dieser frühen Zeit wurden Stromimpulse zur Behandlung von Kopfschmerzen und Epilepsie genutzt. Damals behalf man sich mit Fischen (Zitterrochenartigen), die mit Organen ihres Körpers Stromstöße abgeben können (Stagg & Nitsche, 2011). Anfang des 19. Jahrhunderts folgte dann der Einsatz der Elektrotherapie zur Behandlung psychiatrischer Erkrankungen und ein Jahrhundert später die Entwicklung der Elektrokonvulsionstherapie (Stagg & Nitsche, 2011). Auf diesem Weg gelangte man zu den heutigen Methoden der nicht-invasiven Hirnstimulation, die in den vergangenen Jahrzehnten durch kontinuierliche Forschungsarbeiten besonders an Sicherheit, Effektivität und Präzision gewonnen haben (Nitsche et al., 2008).

Die aktuellen Forschungsarbeiten zum Einsatz der transkraniellen Gleichstromstimulation zeichnen ein recht eindeutiges und vielversprechendes Bild: Die große Mehrheit der Studien kann die Effektivität der tDCS belegen (für Übersichtsarbeiten siehe Flöel, 2014, 2012). Dabei erstreckt sich der Einsatz über diverse Felder, von der Motorik über die Sprache, die Emotionen und das Gedächtnis bis hin zur unterstützenden Behandlung von neurologischen und psychiatrischen Erkrankungen.

Generell können Studien mit Patienten von Studien mit gesunden Probanden getrennt betrachtet werden. An dieser Stelle stehen Patientenstudien im Vordergrund, da die vorliegende Masterarbeit eine Intervention für Patienten mit Aphasie beschreibt. Demnach werden im Folgenden überwiegend Studien behandelt, die sich mit dem Themenfeld der gestörten Sprache beschäftigen. Eine weitere Eingrenzung stellt die Spezifizierung der Aphasie in ihrem zeitlichen Verlauf dar. Die in dieser Studie fokussierte chronische Aphasie birgt sowohl gesundheitsökonomische als auch therapeutische Herausforderungen. Als chronisch werden Aphasien beschrieben, sobald sechs Monate seit dem auslösenden Ereignis vergangen sind (Tesak, 2006). In dieser Phase werden nur recht kleinschrittige Verbesserungen beobachtet, die zudem von einer hohen Therapiefrequenz abhängig sind (Deutsche Gesellschaft für Neurologie (DGN), 2012). Diese Voraussetzung kann die Versorgungssituation im deutschen Gesundheitssystem nur vereinzelt leisten, weshalb der Einsatz unterstützender Therapiemethoden, wie der tDCS, besonders aussichtsreich erscheint. Aus diesem Grund ist die kombinierte Intervention aus tDCS & CIAT-COLLOC NK für chronische Aphasiker konzipiert. Die folgende Vorstellung der aktuellen Forschungsarbeiten fokussiert demnach überwiegend Studien mit Patienten, bei denen eine chronische Aphasie vorliegt.

Als Ausgangspunkt der unterstützenden Behandlung aphasischer Auffälligkeiten durch die tDCS gilt die Forschungsarbeit von Hesse und Kollegen (2007). Ein Armtraining, das von einer anodalen tDCS über linkshemisphärischen Arealen begleitet wurde, stand im Vordergrund der Untersuchung. Feststellen ließ sich in den begleitenden Testverfahren, dass sich die Probanden unter tDCS ebenfalls in ihren sprachlichen Leistungen signifikant verbessert hatten (Hesse et al., 2007). Wenige Jahre später konnten Baker et al. (2010) diesen Zufallsfund von Hesse et al. (2007) für eine etwas größere Stichprobe von zehn Probanden bestätigen. Baker und Kollegen (2010) behandelten chronische Aphasiker mit einer anodalen tDCS (atDCS) über frontalen linkshemisphärischen Arealen. Der explizite Stimulationsort richtete sich danach, welches Areal in einer vorher absolvierten Benennaufgabe die größte Aktivierung zeigte. Im Zuge der kombinierten Behandlung aus atDCS und einer Benennaufgabe zeigten sich nach fünf Tagen signifikante Verbesserungen in der Benennfähigkeit der Probanden. Viele weitere Studien untersuchten den Einfluss einer atDCS auf die Benennfähigkeit in den folgenden Jahren und konnten allesamt zufriedenstellende Erfolge erzielen (Fiori et al., 2011; Flöel et al., 2011; Fridriksson, 2011; Marangolo et al., 2013; Meinzer, Darkow, Lindenberg & Flöel, 2016; Vestito, Rosellini, Mantero & Bandini, 2014). Obwohl in einigen anderen Studien auch die kathodale Stimulation Effektivitätsnachweise erbringen konnte (für Übersichtsarbeit siehe Otal, Olma, Flöel & Wellwood, 2015), zeigt die anodale tDCS über linkshemisphärischen Arealen in der Behandlung von Wortabrufstörungen weiterhin eine deutliche Dominanz.

Immer mehr Autoren fordern, dass zukünftige Studien neben dem Wortabruf auch andere Leistungen in den Blick nehmen, sodass eine ganzheitliche Betrachtung der sprachlichen Fähigkeiten der Patienten möglich wird (Marangolo et al., 2014; Monti et al., 2013). Beim Blick in die Literatur wird zudem schnell deutlich, dass der Einsatz der tDCS auch im Hinblick auf andere sprachliche Leistungen vielversprechende Potenziale zeigt: Santos und Kollegen (2013) konnten für 19 chronische Aphasiker nach einer kathodalen tDCS (engl.: cathodal (ctDCS)) über dem Motorkortex signifikant gesteigerte Werte für die Satzverständnis- und Wortflüssigkeitsleistungen nachweisen. Den Autoren zufolge soll diese Studie daher nicht nur als Effektivitätsnachweis für die tDCS gelten, sondern gleichermaßen als zukünftige Entscheidungshilfe in der Auswahl einer entsprechenden Testbatterie fungieren (Santos et al., 2013). Eine weitere Arbeit betrachtete die Leistungen im Sprachverständnis und in der Spontansprache (You, Kim, Chun, Jung & Park, 2011). In diesem Fall standen subakute Patienten im Fokus, die entweder eine atDCS über dem Wernicke-Areal, eine ctDCS über dem Wernicke-Homolog oder eine Shamstimulation (Scheinstimulation) zur parallel stattfindenden konventionellen Aphasietherapie erhielten. Alle Gruppen verbesserten ihre sprachlichen Leistungen signifikant. Jedoch zeigte nur die ctDCS-Gruppe Verbesserungen im Sprachverständnis, die sich von den anderen beiden Gruppen abheben konnten, wodurch es, laut den Autoren, möglich war, die Rolle des Wernicke-Areals mithilfe der tDCS erneut zu bestätigen (You et al., 2011). Selbst die Kombination aus tDCS und weniger geläufigeren sprachlichen Leistungen, wie der Fähigkeit zur Kohäsion innerhalb gesprochener Sprache, wurde in einer Studie untersucht (Marangolo et al., 2014). Dabei zeigte die anodale Stimulation über dem Broca-Areal signifikante Verbesserungen in der Fähigkeit zur Kohäsion. Marangolo et al. (2014) sehen damit die besondere Rolle des inferioren frontalen Gyrus erneut bestätigt. Gleichermaßen wollen sie andere Arbeitsgruppen darin bestärken, auch weniger geläufige linguistische Leistungen in der Kombination mit tDCS zu erproben, um so eine differenziertere sprachliche Rehabilitation zu ermöglichen.

Zusätzlich zur Frage danach, welche sprachliche Leistung betrachtet wird, bestehen vielfältige Faktoren, die für den Erfolg einer kombinierten Intervention aus sprachtherapeutischem Element und tDCS Berücksichtigung finden müssen. Eine Übersichtsarbeit aus dem Jahr 2015 (de Aguiar, Paolazzi & Micelli) führt wichtige Parameter auf: Die Bestimmung des Stimulationsortes, der Stimulationsdauer, der Stimulationsintensität und der Frequenz der tDCS haben einen bedeutenden Einfluss. Auch die Entscheidung zwischen Online- und Offline-tDCS muss diskutiert werden. Dabei handelt es sich um die Frage, ob die tDCS gleichzeitig zu einer Aufgabe (online) oder unabhängig von einer Aufgabe (off-line) eingesetzt wird. Gleichermaßen haben die teilnehmenden Patienten mit ihren individuellen Charakteristika einen großen Einfluss auf den Effekt der Intervention (de Aguiar et al., 2015). Diese Faktoren werden in der vorliegenden Arbeit unter den Gliederungspunkten 4.3 bis 4.5 näher beschrieben.

Wie bereits dargestellt zeigt der aktuelle Stand der Literatur, dass die meisten Studien von Verbesserungen mittels tDCS berichten können, die im Anschluss an die Intervention direkt messbar sind. Da aber insbesondere die Stabilität dieser erzielten sprachlichen Verbesserungen für die Lebensqualität der Patienten einen hohen Stellenwert besitzt, ist es als besonders positiv anzumerken, dass aktuelle Forschungsarbeiten diesen Aspekt zunehmend integrieren. Frühere Studien haben nur selten die Langfristigkeit der Erfolge im Sinne einer Follow-up-Untersuchung überprüft (Fiori et al., 2011; Flöel et al., 2011; Fridriksson, 2011; Marangolo et al., 2013). Dabei ist anzumerken, dass es sich um vergleichsweise kurze zeitliche Intervalle von einer bis vier Wochen handelte. Zwei Studien (Meinzer et al., 2016; Vestito et al., 2014) haben nun auch die Entwicklung der Erfolge über mehrere Monate beobachtet. Die Betrachtung ist von hoher Priorität, da im Sinne der International Classification of Functioning, Disability and Health (ICF) (Deutsches Institut für Medizinische Dokumentation und Information (DIMDI), 2005) vor allem länger anhaltende Verbesserungen der Körperfunktionen einen Einfluss auf die Lebensbereiche der Aktivitäten und Partizipation haben können (DIMDI, 2005). Zudem erscheint die Frage nach langfristigen Erfolgen im Rahmen des tDCS-Einsatzes als lohnenswert. Meinzer et al. (2016) betonen in ihrer richtungweisenden Studie aus dem vergangenen Jahr, dass der hochfrequente tDCS-Einsatz mit begleitender Aufgabe LTP-ähnliche Prozesse erzeugt. Diese führen innerhalb der Membran zur Proteinsynthese, die wiederum einen bedeutenden Einfluss auf die Neuroplastizität hat und damit eine Konsolidierung der behandelten Inhalte unterstützt (Meinzer et al., 2016). Vor diesem Hintergrund kann dem Einsatz der tDCS in der Rehabilitation aphasischer Störungen erneut eine besondere Relevanz zugesprochen werden (Meinzer et al., 2016).

Um die tDCS in der Rehabilitation dieser besonderen Patientengruppe weiter etablieren zu können, wird eine zusätzliche Orientierung an funktionsorientierter Kommunikation angeregt (Breitenstein et al., 2016; Meinzer et al., 2016; Monti et al., 2013). Benenntrainings und die dazugehörigen Benennscreenings sind in aktuellen Forschungsarbeiten fest verankert und gelten meist als primäre Behandlungsmethode und Outcome-Maß. Vermutlich ist diese Tatsache vor allem auf die zeitökonomische und einfache Durchführung dieser Therapie- und Messinstrumente zurückzuführen. Außerdem hat die Wortabruffähigkeit aufgrund der besonderen Relevanz im Alltag auch für die Patienten stets einen hohen Stellenwert, sodass diese Verfahren durchaus ihre Berechtigung finden. Dennoch erscheint es, nicht zuletzt vor dem Hintergrund der ICF (DIMDI, 2005), sinnvoll, die therapeutische Behandlung und die eingesetzten Messverfahren funktionsorientierter auszuwählen.

Aus diesem Grund präsentiert die vorliegende Untersuchung erstmals den kombinierten Einsatz einer tDCS mit einem kommunikativ-pragmatischen Therapieverfahren. Ohne den Stellenwert des Wortabrufs in Frage stellen zu wollen, bringt die Methode der CIAT-COLLOC NK mit dem gruppentherapeutischen Setting und den charakteristischen Prinzipien besondere Möglichkeiten und Chancen zur Förderung aphasischer Patienten ein.

2.2 CIAT-COLLOC NK

Die ersten beiden Unterkapitel liefern Informationen zur Grundlage der CIAT-COLLOC NK und dem aktuellen Stand der Forschung. Im Anschluss daran soll das Gruppensetting als besonderes Charakteristikum dieser Methode thematisiert werden.

Grundlagen der Methode

Die „Constraint-Induced Aphasia Therapy Collocation Nomina Komposita" (CIAT-COLLOC NK; Jacobs, 2013) ist eine Variation der „CIAT-COLLOC" (Kleine-Katthöfer, Jacobs, Willmes, Huber & Schattka, 2013). Beide Arbeiten wurden im Rahmen von Masterarbeiten an der RWTH Aachen konzipiert und evaluiert. Als wesentliche Grundlage der beiden Methoden gilt die „Constraint-Induced Aphasia Therapy". Hierbei handelt es sich um ein gruppentherapeutisches Konzept, das von Pulvermüller und Kollegen (2001) aus dem Bereich der Physiotherapie übernommen und für die Sprachtherapie etabliert wurde. In der ursprünglichen Version nennt sich die Therapieform „Constraint-Induced Movement Therapy" (CIMT), (Taub, Uswatte & Pidikiti, 1999). Diese macht es sich zum Ziel, Bewegungsstörungen zu behandeln, die aufgrund einer Hirnschädigung bestehen. Der Methode liegt die zentrale, lerntheoretische Annahme zugrunde, dass die vorübergehend ausbleibende Nutzung eines Körperteils (z.B. eines paretischen Arms) zu einem erlernten Nicht-Gebrauch (learned non-use) führt. Dieser wird in der ersten Zeit vor allem dadurch begünstigt, dass Versuche, den paretischen Arm einzusetzen, misslingen. Obwohl die motorischen

Verbindungen des Körperteils intakt sind und die anfängliche Funktionsstörung eher auf einen schockähnlichen Zustand zurückzuführen ist als auf eine reale Einschränkung, bleibt der Nicht-Gebrauch bestehen und manifestiert sich. Diesem Phänomen lässt sich entgegenwirken, indem man den Gebrauch des intakten, gesunden Körperteils unterbindet. Dadurch verbessert sich nicht nur die Funktionsfähigkeit des gestörten Körperteils, sondern es zeigt sich auch auf neuronaler Ebene eine gebrauchsabhängige Reorganisation. Da für die Sprachfunktionen eine ähnliche Entwicklung erwartet wurde, konnten auch die Prinzipien der CIMT für die Logopädie etabliert werden. Das Prinzip des „Constraints" schreibt vor, dass während der gruppentherapeutischen Intervention lediglich der rein lautsprachliche Kommunikationsweg Verwendung finden darf. Die Kommunikation über Mimik, Gestik, Schrift, Bilder oder andere Hilfsmittel ist untersagt. Die Vorgabe der „Massed practice" meint, dass die Therapie hochfrequent durchgeführt wird. Die Anpassung des Therapieinhalts im Sinne des „Shapings" dient dazu, dass die Übungen verhaltensrelevant und dem Leistungsstand des Patienten entsprechend gestaltet sind (Neininger, Pulvermüller, Elbert, Rockstroh & Mohr, 2004). Diese Prinzipien wurden ebenfalls für die CIAT-COLLOC-Variationen übernommen. Kleine-Katthöfer (2012) hat dabei ihr Augenmerk auf den Wortabruf von Nomen-Verb-Kollokationen gelegt, um gezielt die Verbverarbeitung und -produktion zu fördern. Innerhalb der CIAT-COLLOC NK steht hingegen der Wortabruf von Nomina-Komposita-Verb-Kollokationen im Vordergrund, wodurch der Schwierigkeitsgrad gesteigert wurde. Beide Verfahren unterstützen neben dem Wortabruf auch das Sprachverständnis und kommunikativ-pragmatische Fähigkeiten.

Aktueller Stand der Forschung

Den ersten Nachweis für die Übertragbarkeit des Constraint-Induced-Ansatzes auf die Logopädie lieferten Pulvermüller et al. (2001). Im Rahmen dieser Studie fand eine randomisierte Zuteilung chronischer Aphasiker zu zwei Gruppen statt, die mit zwei verschiedenen Therapieansätzen behandelt wurden. Eine Gruppe erhielt die CIAT, die andere Gruppe erhielt Sprachtherapie nach konventionellen Übungsvorgaben. Es wurde deutlich, dass die CIAT-Gruppe wesentlich stärker von der Intervention profitieren konnte (Pulvermüller et al., 2001). Dies traf nicht nur für den Wortabruf zu. Auch im Rahmen eines kommunikationsbezogenen Fragebogens wurden die sprachlichen Fähigkeiten dieser Patientengruppe nach der Therapie von externen Beurteilern signifikant höher eingeschätzt (Pulvermüller et al., 2001). Besonders bemerkenswert ist zudem, dass alle Patienten bereits weit in der chronischen Phase fortgeschritten waren und mit der CIAT dennoch überaus zufriedenstellende Erfolge erzielt werden konnten. Mit Blick auf die Versorgungslage und die steigenden Zahlen der zeitlich weit fortgeschrittenen chronischen Aphasiker gilt es dieses besondere Potenzial der CIAT hervorzuheben.

Weitere Studien folgten, die die Effektivität der Methode näher untersuchten (für Übersichtsarbeiten siehe Cherney, Patterson, Raymer, Frymark & Schooling, 2008; Meinzer, Rodriguez & Gonzalez Rothi, 2012; Pulvermüller & Berthier, 2008). Den besonderen Doppeleffekt für sprachsystematische und funktionale Kommunikationsleistungen, von dem Pulvermüller et al. (2001) berichten, können weitere Autoren belegen: Die Arbeitsgruppe Meinzer, Djundja, Barthel, Elbert & Rockstroh widmete sich der CIAT im Jahr 2005 mit einem ähnlichen Design wie Pulvermüller et al. (2001). Anhand des Vergleichs von zwei Aphasikergruppen mit zwei verschiedenen CIAT-Variationen konnte nachgewiesen werden, dass die CIAT zu signifikanten Ergebnissen in sprachsystematischen Leistungen führt. Ebenso stellte die Arbeitsgruppe mithilfe der kommunikationsorientierten Messinstrumente „Communicative Activity Log" (CAL; Pulvermüller & Berthier, 2008) und „Communicative Effectiveness Index (CETI; Lomas et al., 1989) fest, dass die funktionalen Kommunikationsfähigkeiten bei beiden Gruppen überzufällig angestiegen waren (Meinzer et al., 2005). Berthier et al. (2009) erbringen sehr ähnliche Ergebnisse wie Meinzer et al. (2005). Auch innerhalb dieser Arbeit wurden zwei CIAT-Gruppen einander gegenübergestellt. Eine der beiden Gruppen erhielt zusätzlich zur Therapie das Antidementivum Memantin. Beide Gruppen verbesserten sich signifikant in sprachsystematischen Leistungen und ihren Fähigkeiten in der funktionalen Kommunikation. Die Kopplung aus CIAT und Memantin zeigte darüber hinaus eine Überlegenheit im Vergleich zum isolierten Einsatz der CIAT. Der Einsatz des Medikaments in diesem Kontext ist jedoch weiterhin umstritten (Darkow, Martin, Würtz, Flöel & Meinzer, 2016).

In den letzten Jahren entstanden diverse Variationen der ursprünglichen CIAT, welche zufriedenstellende Effektivitätsnachweise lieferten (Barthel, Meinzer, Djundja & Rockstroh, 2008; Jacobs, 2013; Kleine-Katthöfer, 2012; Meinzer et al., 2005; Stahl, Mohr, Dreyer, Lucchese & Pulvermüller, 2016). Stahl et al. (2016) haben kürzlich eine Erweiterung der CIAT, namens Intensive Language Action Therapy (ILAT), im Vergleich zur herkömmlichen Benenntherapie erprobt. Die Autoren sind der Annahme nachgegangen, dass Sprache innerhalb des intentionalen Einsatzes im Vergleich zum isoliertem Wortabruf einen positiven Einfluss auf die sprachliche Leistung hat (Stahl et al., 2016). Diese Annahme konnte bestätigt werden, indem die Intervention mit ILAT eine deutliche Überlegenheit in der Rehabilitation aphasischer Störungen im Vergleich zur Benenntherapie zeigte (Stahl et al., 2016). Gleichermaßen haben die CIAT-COLLOC-Variationen, die im Rahmen von Masterarbeiten an der RWTH Aachen erprobt wurden, sowohl die Wortabrufleistungen als auch kommunikativ-pragmatische

Leistungen steigern können (Kleine-Katthöfer, 2012; Jacobs, 2013). Kleine-Katthöfer gelang es mit der ursprünglichen Version der CIAT-COLLOC, die insbesondere den Verbabruf fokussierte, Übungs- und Generalisierungseffekte im Wortabruf zu erzielen. Ebenso zeigte sich ein überzufälliger Anstieg in Messinstrumenten der kommunikativ-pragmatischen Leistungen ((CETI), Amsterdam Nijmegen Everyday Language Test (ANELT)). Ähnliche Ergebnisse wurden für die Variation der CIAT-COLLOC NK ersichtlich, die Jacobs (2013) in ihrer Masterarbeit evaluierte. Auf diesem Weg wurde der Wortabruf von Nomina Komposita-Verb-Kollokationen signifikant gesteigert und auch im CETI und im ANELT zeigten sich überzufällige Verbesserungen. Bei beiden Arbeiten ist es von besonderer Bedeutung, das Potenzial der Gruppentherapie hervorzuheben. Beide Untersuchungen verglichen das Einzel- und Gruppensetting und konnten für die kommunikativ-pragmatischen Leistungen insbesondere nach der Gruppentherapie signifikante Verbesserungen belegen. Diese Tatsache führen beide Autoren darauf zurück, dass die Gruppentherapie mit dem alltagsnahen Kommunikationssetting ein besonderes Förderungspotenzial bietet.

Die Arbeiten von Kleine-Katthöfer (2012) und Jacobs (2013) lieferten zudem einen wichtigen Beitrag zu einer Diskussion, die schon seit der Entwicklung der CIAT geführt wird und bis heute andauert. Dabei handelt es sich um die Frage, welches Prinzip der CIAT am meisten zum Erfolg der Intervention beiträgt (Barthel et al., 2008; Streitau, 2006). Das Prinzip der „Massed Practice" wird dabei nur selten in Frage gestellt. Verschiedene Studien konnten den besonderen Einfluss hochfrequenter Therapie hinreichend belegen (Baumgärtner et al., 2013; Bhogal, Teasell & Speechley, 2003; Meinzer et al., 2005). Stahl et al. (2016) ergänzen jedoch mit ihrer Arbeit, dass es für Erfolge im Sinne der CIAT nicht ausreicht, eine Therapie hochfrequent zu gestalten. Das kommunikative Setting und die soziale sowie intentionale Interaktion spielen eine besondere Rolle (Stahl et al., 2016). Der Beitrag, den Kleine-Katthöfer (2012) und Jacobs (2013) liefern konnten, besteht in der Spezifizierung der notwendigen Therapiedauer. Die ursprüngliche CIAT gibt drei bis vier Stunden pro Tag als Therapiedauer an (Pulvermüller et al., 2001). In den benannten Masterarbeiten an der RWTH wurde jedoch die Therapiedauer von 80 Minuten pro Tag erprobt und auch auf diesem Wege ließen sich gute Effekte erzielen (Jacobs, 2013; Kleine-Katthöfer, 2012). Das Prinzip des „Shapings" erscheint ebenfalls als förderlich (Barthel, 2005). Umstritten ist jedoch, inwieweit das Prinzip des „Constraint" die Effektivität beeinflusst (Kurland, Baldwin & Tauer, 2010; Maher et al., 2006). Die Frage danach, welches Prinzip letztlich ausschlaggebend ist, konnte bisher noch nicht beantwortet werden. Die Untersuchung dieser Frage dauert demnach an und jede weitere Arbeit gibt neuen Aufschluss (Nickels & Osborne, 2016).

Während die Frage nach der Effektivität der einzelnen Prinzipien bisher nicht hinreichend geklärt werden konnte, kann die Stabilität der mit CIAT erzielten Ergebnisse bereits besser eingeschätzt werden. In der soeben beschriebenen Studie von Meinzer et al. (2005) wurde belegt, dass sprachsystematische Verbesserungen nach CIAT über sechs Monate stabil bleiben können. Auch Berthier et al. (2009) wiesen gleichermaßen stabile Ergebnisse durch CIAT nach. Die Leistungen waren bei den meisten Patienten für sechs Monate stabil und manche Patienten zeigten sogar langfristige Effekte bis zu einem Jahr. In Bezug auf diese Ergebnisse gilt es jedoch zu bedenken, dass der Einsatz von Memantin einen Einfluss hatte (Berthier et al., 2009).

Abschließend erfolgt ein Ausblick auf innovative Forschungsprojekte im Bereich der CIAT, die zusätzliche Untersuchungsverfahren einsetzten, um den Effekt der Methode noch besser verstehen zu können. Taub et al. haben bereits in ihrem Review aus dem Jahr 1999 die physiologischen Grundlagen des Constraint-Induced-Gedankens (CI) beschrieben. Sie belegen mittels funktioneller Magnetresonanztomografie (fMRT), dass CI-Therapie auf neuronaler Ebene zu einer gebrauchsabhängigen Reorganisation führt. Diese geschehe laut den Autoren zugunsten der Areale, die für die Innervation des betroffenen Körperteils zuständig sind (Taub et al., 1999). In zwei darauffolgenden Arbeiten wurden die soeben beschriebenen Ergebnisse auf die Sprache übertragen (Meinzer et al., 2004; Meinzer et al., 2008). Um eine solche gebrauchsabhängige Reorganisation für Verbesserungen von Sprachleistungen durch CIAT nachzuweisen, kamen sowohl die fMRT als auch die Magnetenzephalografie (MEG) zum Einsatz. Eine weitere Studie untersuchte mit der MEG den Zusammenhang zwischen der neuronalen Aktivität in den beiden Hemisphären nach CIAT und der Entwicklung von sprachlichen Verbesserungen und der Aufrechterhaltung dieser im Zeitverlauf (Breier et al., 2009). Die Autoren beschrieben, dass sprachliche Verbesserungen, die zudem stabil blieben, eine verstärkte linkshemisphärische Aktivierung in temporalen Regionen zeigen (Breier et al., 2009). Zu dieser Frage präsentierte jedoch eine andere Forschergruppe Ergebnisse, die dieser Auffassung entgegenstehen und die rechte Hemisphäre als bedeutenden Faktor erachten (Mohr, Difrancesco, Harrington, Evans & Pulvermüller, 2014). Damit wird ersichtlich, dass in diesem Bereich weiterer Forschungsbedarf besteht.

Besonderheiten der Gruppentherapie

Diverse Forschungsergebnisse legen dar, dass der Gruppentherapie in der Rehabilitation bei Aphasie eine bedeutende Rolle zukommt (DGN, 2012; Grötzbach & Iven, 2009; Huber, Poeck & Springer, 2006). Erfolge, die die Gruppentherapie ermöglichen kann, sind dabei zum einen die Steigerung kommunikativ-pragmatischer Leistungen (Huber et al., 2006; Jacobs, 2013; Kleine-Katthöfer, 2012).

Zum anderen zeigt sich, dass der Einsatz einer Gruppentherapie parallel zur Einzeltherapie eine Generalisierung des Gelernten auf ungeübtes Material fördert (Kleine-Katthöfer, 2012). Weiterhin führt die Gruppentherapie bei den Patienten zu einer gesteigerten Motivation, die wiederum den Rehabilitationsprozess positiv beeinflusst (Huber et al., 2006). Kleine-Katthöfer (2012) beschreibt aus ihrer persönlichen Erfahrung heraus, dass Patienten, die gemeinsam an einer Gruppentherapie teilnehmen auch gleichzeitig außerhalb des therapeutischen Kontextes Kontakt zueinander suchen und sich gegenseitig unterstützen. So kann sich über die Therapie hinaus ein soziales Netz entwickeln, das dem Rehabilitationsprozess förderlich ist.

Die beschriebenen Potenziale des therapeutischen Gruppensettings lassen sich vor allem auf das kommunikative Miteinander in der Gruppe zurückführen (Kleine-Katthöfer, 2012). Alltagsnahe Kommunikationsstrukturen kommen zum Einsatz und Übungsinhalte aus der Einzeltherapie werden im Gespräch erprobt und etabliert. Dabei besteht die sprachliche Förderung der Patienten nicht nur in der eigenen sprachlichen Äußerung in der Gruppe, sondern auch das aktive Zuhören bei Redebeiträgen der anderen Therapiepartner hat einen förderlichen Effekt (Barthel, 2005). Die alltagsnahe Gesprächssituation spricht zudem die ICF-Komponente der Aktivitäten an (Grötzbach & Iven, 2009). So kann einem Phänomen entgegengewirkt werden, von dem dieselben Autoren berichten: Verbesserungen auf der Ebene der Körperfunktionen, die meist durch die Einzeltherapie erzielt werden, bleiben oft auf den sprachsystematischen Bereich begrenzt. Ein Übertrag auf alltagsnahe Strukturen bleibt aus. Diesem Phänomen wirkt die Gruppentherapie entgegen.

Die in dieser Arbeit zum Einsatz kommende CIAT-COLLOC NK bietet die beschriebenen Potenziale, indem im Kleingruppensetting gearbeitet wird und ein kommunikativer Austausch durch die Spielsituation vorgegeben ist. An Wittgensteins Sprachspiele (Fermandois, 2000) angelehnt entstand die Spielsituation der Therapieform, die den Patienten im gegenseitigen Kartenaustausch einen direkten kommunikativen Anlass bietet. Zudem entsteht durch das Sammeln von Quartetten ein Wettbewerbscharakter. Dieser fördert die Motivation der Patienten und die Freude am Therapiesetting.

3 Fragestellungen und Hypothesen

Die folgenden Ausführungen stellen zuerst die Fragestellungen und Hypothesen zur Wirksamkeit der kombinierten Intervention vor. Anschließend werden die Fragestellungen und Hypothesen zum Einfluss der Hirnstimulation präsentiert. Aus Gründen der Übersichtlichkeit wird auf die Ausformulierung der Nullhypothese verzichtet. Lediglich die entsprechende(n) Alternativhypothese(n) (H) jeder Fragestellung (F) werden dargestellt.

3.1 Fragestellungen & Hypothesen zur kombinierten Intervention

F_1: Führt die kombinierte Intervention zu einer signifikant gesteigerten Benennleistung für Nomina Komposita?

H_{1a} zur F_1:
Die Benennleistung für die geübten Nomina Komposita kann von Vor- zu Nachtest signifikant gesteigert werden. (Übungseffekt)

H_{1b} zur F_1:
Die Benennleistung für die ungeübten Nomina Komposita kann von Vor- zu Nachtest signifikant gesteigert werden. (Generalisierungseffekt)

F_2: Führt die kombinierte Intervention zu einer signifikant gesteigerten Benennleistung für Verben?

H_{1a} zur F_2:
Die Benennleistung für die geübten Verben kann von Vor- zu Nachtest signifikant gesteigert werden. (Übungseffekt)

H_{1b} zur F_2:
Die Benennleistung für die ungeübten Verben kann von Vor- zu Nachtest signifikant gesteigert werden. (Generalisierungseffekt)

F_3: Führt die kombinierte Intervention zu signifikant gesteigerten kommunikativ-pragmatischen Leistungen?

H_{1a} zur F_3:
Die kommunikativ-pragmatischen Leistungen im ANELT können von Vor- zu Nachtest signifikant gesteigert werden.

© Springer Fachmedien Wiesbaden GmbH, ein Teil von Springer Nature 2018
M. Schulte, *Die nichtinvasive Hirnstimulation in der Aphasietherapie*,
Best of Therapie, https://doi.org/10.1007/978-3-658-22571-1_3

H_{1b} zur F_3:
Die kommunikativ-pragmatischen Leistungen im CETI können von Vor- zu
Nachtest signifikant höher eingeschätzt werden.

F_4: Besteht ein direkter Zusammenhang zwischen der Benennhäufigkeit der
Nomina Komposita und der Verbesserung im Benennscore?

H_1 zur F_4:
Zwischen der Benennhäufigkeit der Nomina Komposita und der Verbesserung im Benennscore besteht ein direkter positiver Zusammenhang.

3.2 Fragestellungen & Hypothesen zur Wirkung der Hirnstimulation

F_5: Besteht ein signifikanter Unterschied zwischen der Effektivität der Verum-
und der Shamphase für die Benennleistung von Nomina Komposita zugunsten
der Verumphase?

H_{1a} zur F_5:
Für die Benennleistung der geübten Nomina Komposita zeigt die Verumphase im Vergleich zur Shamphase einen signifikant stärkeren Effekt.

H_{1b} zur F_5:
Für die Benennleistung der ungeübten Nomina Komposita zeigt die Verumphase im Vergleich zur Shamphase einen signifikant stärkeren Effekt.

F_6:
Besteht ein signifikanter Unterschied zwischen der Effektivität der Verum- und
der Shamphase für die Benennleistung von Verben zugunsten der Verumphase?

H_{1a} zur F_6:
Für die Benennleistung der geübten Verben zeigt die Verumphase im Vergleich zur Shamphase einen signifikant stärkeren Effekt.

H_{1b} zur F_6:
Für die Benennleistung der ungeübten Verben zeigt die Verumphase im Vergleich zur Shamphase einen signifikant stärkeren Effekt.

4 Methodik

Die folgenden Ausführungen stellen alle relevanten Inhalte zur methodischen Gestaltung der Studie vor. Nachdem das Studiendesign, die Testbatterie und die Probandenrekrutierung erläutert wurden, ist der zentrale Aspekt die Darstellung der kombinierten Intervention. Dabei werden sowohl die nicht-invasive Hirnstimulation als auch die sprachtherapeutische Intervention in ihren methodischen Einzelheiten aufbereitet. Daraufhin wird die Protokollierung und Auswertung der Daten besprochen. Abschließend kommen ethische Aspekte des Masterarbeitsprojekts zur Sprache.

4.1 Studiendesign

Bei dem gewählten Studiendesign handelt es sich um ein Cross-Over-Design (siehe Abb. 2). Jede der beiden Zeilen stellt ein Patientenpaar (PP) dar, welches aus einem Studienpatienten und einem Partnerpatienten besteht. Der Studienpatient nahm an der kombinierten Intervention aus sprachtherapeutischer Behandlung und Hirnstimulation teil. Der Partnerpatient profitierte lediglich von der sprachtherapeutischen Intervention, da bei ihm keine Hirnstimulation appliziert wurde. Die Teilnahme des Partnerpatienten ermöglichte in diesem Fall, dass ein Kleingruppensetting entstand. Wenn in den folgenden Ausführungen von einzelnen Patienten berichtet wird, sind damit immer die jeweiligen Studienpatienten eines Patientenpaares gemeint.

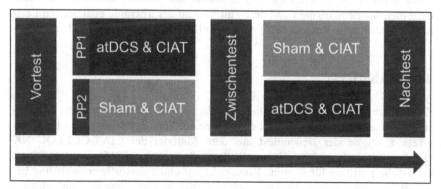

Abbildung 2:   Studiendesign

© Springer Fachmedien Wiesbaden GmbH, ein Teil von Springer Nature 2018
M. Schulte, *Die nichtinvasive Hirnstimulation in der Aphasietherapie*,
Best of Therapie, https://doi.org/10.1007/978-3-658-22571-1_4

Das Design wird als Cross-Over-Design bezeichnet, da zwei verschiedene Interventionen gekreuzt angeboten werden (siehe Abb. 2). Diese verschiedenen Arten der Behandlung betrafen jedoch nur den jeweiligen Studienpatienten, da es sich um zwei Arten der Hirnstimulation handelt. So erhielt der Studienpatient eines Patientenpaares in der ersten Therapiewoche eine reale Hirnstimulation (Verum) in Kombination mit der CIAT-COLLOC NK und in der darauffolgenden Woche eine Shamstimulation (Scheinstimulation) mit der sprachtherapeutischen Intervention. Für den Studienpatienten des anderen, im Design zugehörigen Patientenpaares, wurde die Intervention in der entgegengesetzten Reihenfolge angeboten. Auf diesem Wege ließen sich die beiden Methoden vergleichen und ein Einfluss der Reihenfolge als Störvariable konnte kontrolliert werden.

Vor dem Beginn der Therapie wurde mit dem Studienpatienten die Vortestung (VT) durchgeführt. Das Patientenpaar durchlief anschließend gemeinsam die zweiwöchige Intervention mit zehn Therapieeinheiten. Fünf Therapieeinheiten fanden jeweils an fünf aufeinanderfolgenden Tagen statt. Die Therapiedauer betrug eine Stunde am Tag. Nach der fünften Therapieeinheit nahm der Studienpatient an der Zwischentestung (ZT) teil. Diese wurde aus zeitlichen und organisatorischen Gründen meist am Wochenende durchgeführt. Danach fanden die folgenden fünf Therapieeinheiten statt und der Studienpatient beendete die Teilnahme mit der Nachtestung (NT).

Als Fernziel für die weitere Forschung gilt, dass zwei Paare aus Studienpatient und Partnerpatient gefunden werden sollen, bei denen die Studienpatienten sich in ihren Leistungen und demografischen Daten sehr ähnlich sind. Erst bei homogenen Patientenpaaren macht ein Vergleich im Cross-Over-Design Sinn. Dieser Aspekt findet in der vorliegenden Masterarbeit keine Beachtung, da die Stichprobe dafür einen größeren Umfang aufweisen müsste. Dennoch lassen auch die einzelnen Studienpatienten und deren im Verlauf der Therapie gemessenen Leistungen interessante Rückschlüsse zu, die im Kapitel 5 vorgestellt werden.

4.2 Testbatterie

Zu den drei Testzeitpunkten kamen standardisierte und selbsterstellte Messinstrumente zum Einsatz. Um Verbesserungen auf sprachsystematischer Ebene zu erfassen, wurde der Benenntest aus dem Material der CIAT-COLLOC NK (Jacobs, Kleine-Katthöfer, Huber, Willmes & Schattka, 2016) genutzt. Dieser erfasst die Leistung für Nomina Komposita auf einer vierstufigen Skala und bewertet die zugehörigen Verben nach der dichotomen Einschätzung „richtig/ falsch". Diese Bewertung diente zum Zeitpunkt der Auswertung dem direkten

Vergleich zwischen den Testzeitpunkten und erlaubte Aussagen über mögliche Übungs- und Generalisierungseffekte für die Nomina Komposita und Verben. Wie zu Beginn der Arbeit bereits beschrieben soll die Betrachtung alltagsbezogener Sprachleistungen zunehmend mit in den Fokus der Aufmerksamkeit rücken (Breitenstein et al., 2016; Grötzbach & Iven, 2009; Meinzer et al., 2016), weshalb auch in der vorliegenden Untersuchung der Einfluss der Therapie auf kommunikativ-pragmatische Leistungen erfasst wurde. Diesbezüglich wurde der ANELT (Blomert, Kean, Koster & Schokker, 1994) verwendet. Dieser Test überprüft die alltagsbezogenen Kommunikationsfähigkeiten in zehn standardisierten Rollenspielsituationen. Der ANELT unterscheidet zwei Skalen. Die A-Skala beschreibt die inhaltliche Verständlichkeit, wohingegen die B-Skala die akustische Verständlichkeit erfasst. Da für diese Arbeit lediglich die inhaltliche Verständlichkeit von Bedeutung war, wurde nur die A-Skala eingesetzt. Ein weiteres Messinstrument, das zur Erfassung kommunikativ-pragmatischer Leistungen zum Einsatz kam, ist der CETI (Lomas et al., 1989). Dabei handelt es sich um einen Fragebogen, der ursprünglich für Familienangehörige der Betroffenen entwickelt wurde. Auf diesem Weg erhält man eine Einschätzung der sprachlich-kommunikativen Leistungen des Patienten aus der Sicht externer Betrachter. In diesem Masterarbeitsprojekt wurden jedoch statt der Familienangehörigen Pfleger der Aachener Aphasiestation befragt, da die Angehörigen in der Zeit der Therapie wenig Zeit mit den Patienten verbracht haben. Indem das Pflegepersonal die Beurteilung übernahm, konnte zudem verhindert werden, dass die Einschätzung aufgrund persönlicher Einstellungen (z.B. Hoffnung der Angehörigen auf Verbesserung der sprachlichen Leistungen) verfälscht wurde.

Im Rahmen der Testung sollten zudem Daten zur Lebensqualität der Patienten erhoben werden. Diese Einschätzung war von Interesse, um im Nachhinein einen möglichen Zusammenhang zwischen der Lebensqualität eines Patienten und seinen sprachlichen Fortschritten zu beschreiben. Zu diesem Zweck wurde die „Stroke and Aphasia Quality of Life Scale-39" (SAQOL-39), (Hilari, Byng, Lamping & Smith, 2003) eingesetzt. Die von Caterina Breitenstein (Münster) ins Deutsche übersetzte Version des Instruments wurde zu allen drei Testzeitpunkten verwendet.

In der Mitte jeder Therapiewoche kam ein Fragebogen zum Einsatz, der in Anlehnung an Fertonani, Ferrari & Miniussi (2015) erstellt wurde (siehe Anhang). Hierbei wurden Empfindungen erfragt, die die Patienten während der Hirnstimulation möglicherweise wahrgenommen haben. Missempfindungen, die zur Auswahl standen, waren folgende: „Jucken, Schmerz, Brennen, Wärme/Hitze, Zwicken, Metallischer Geschmack, Ermüdung, Andere". Die fünf-stufige Skala zur Einschätzung der Intensität unterteilte in „Keine, Wenig, Mittelmäßig, Deutlich, Stark". Weiterführende Fragen betrafen die Wahrnehmung dieser Nebenwirkungen im zeitlichen Verlauf der Therapieeinheit und den Ort der Wahrnehmung. Außerdem wurde erfragt, ob die Patienten die tDCS als Ablenkung von der Übung während der Therapie empfunden haben.

Verschiedene Forschungsarbeiten belegen, dass die Methode der tDCS sich sehr gut verblinden lässt (Fregni et al., 2015; Gandiga et al., 2006). Um die Verblindung für die vorliegende Studie prüfen zu können, sollten die Patienten im Laufe jeder Therapiewoche einmal einschätzen, ob es sich bei der applizierten Stimulation um eine reale Stimulation oder eine Placebo-Stimulation handelt. Dabei konnten die Patienten sich für eine der folgenden Auswahlmöglichkeiten entscheiden: „Echte Stimulation"; „Kontrollstimulation" oder „Ich weiß es nicht". Diese Struktur wurde ebenso in Anlehnung an Fertonani et al. (2015) erstellt.

Darüber hinaus wurde der Fragebogen um die Einschätzung ergänzt, wie angenehm und harmonisch die Therapie mit dem Therapiepartner empfunden wurde. Auch dieser Aspekt sollte zum Zeitpunkt der Auswertung als einflussnehmende Variable überprüft werden.

Alle oben genannten Testverfahren wurden von einer staatlich geprüften Logopädin durchgeführt, die sich vorher intensiv in die Testverfahren eingearbeitet hatte.

4.3 Probandenrekrutierung

Unter diesem Gliederungspunkt erfolgen einige Informationen zum Rekrutierungsprozess und die Vorstellung der Ein- und Ausschlusskriterien. Außerdem werden die Studienpatienten mit ihren leistungsbezogenen Kriterien und demografischen Daten vorgestellt.

Rekrutiert wurde im Zeitraum von Januar bis Dezember 2016 auf der Aphasiestation (Neuropsychologische Therapiestation) des Aachener Universitätsklinikums. Die Patienten befanden sich zu einem siebenwöchigen Intensivaufenthalt auf der Station. In Absprache mit dem Oberarzt sowie der Organisatorin der Aphasiestation und dem Pflegeteam wurden Patienten für die Studie ausgewählt, deren anamnestische und bereits vorliegenden diagnostischen Daten eine Teilnahme möglich machten. Diesen Patienten wurde daraufhin die Teilnahme an der Studie angeboten. Alle potenziellen Studienteilnehmer erhielten ein bis zwei Tage Bedenkzeit, um eine Entscheidung bezüglich der Studienteilnahme zu treffen. Sofern dies organisatorisch möglich war, wurden auch die Angehörigen der Patienten über den Studienablauf, mögliche Risiken und Chancen für die Patienten aufgeklärt. Sobald ein Patient Interesse an der Teilnahme äußerte, wurde mit Frau Dr. Katrin Sakreida ein gemeinsames Aufklärungsgespräch durchgeführt. Während dieses Treffens wurde die Methode der tDCS erläutert und die Patienten erhielten die Gelegenheit, Fragen zu stellen. Weiterhin wurden mögliche Nebenwirkungen angesprochen. Abschließend unterschrieben die Patienten die Probandeninformation, die Einwilligungserklärung und einen Fragebogen zu Ausschlusskriterien für die Hirnstimulation.

Ein- und Ausschlusskriterien

Folgende Ein- und Ausschlusskriterien galten für die Teilnahme an der Studie (siehe Tab. 1 & 2).

Tabelle 1: Einschlusskriterien

Einschlusskriterien
chronische Aphasie (> 6 Monate post Onset)
nach linkshemisphärischem Schlaganfall
Benennleistung im AAT: 35 < PR < 85
Sprachverständnis im AAT: SV PR > 35
Muttersprache deutsch (monolingual)
Seh- und Hörvermögen ausreichend (oder korrigiert)
geeignete neuropsychologische Befundung

(AAT= Aachener Aphasie Test, Huber, Poeck, Weniger & Willmes, 1983; PR = Prozentrang)

Tabelle 2: Ausschlusskriterien

Ausschlusskriterien
bestehende Epilepsie (Einnahme von Antikonvulsiva)
Einnahme von neurophysiologisch wirksamen Medikamenten
unzureichende Vigilanz/unzureichendes Konzentrationsvermögen
schwere Sprechapraxie oder schwere Dysarthrie
schwere Hemianopsie oder schwerer Neglect
in neurologischer Diagnostik festgestellte Kontraindikation
elektromagnetisch beeinflussbare oder metallhaltige medizinische Geräte im oder in ständiger Verbindung mit dem Körper
Metallteile im Körper

Sobald nach diesen Kriterien passende, am Therapieangebot interessierte Studienpatienten gefunden werden konnten, wurden entsprechende Partnerpatienten gesucht, um das Kleingruppensetting zu ermöglichen. Die Partnerpatienten mussten dabei den Einschlusskriterien zu den sprachlichen Leistungen (Prozentränge für das Benennen und das Sprachverständnis im AAT) entsprechen. Nichtsprachliche Kriterien, die bei der Auswahl in Betracht gezogen wurden, waren die Therapieauslastung der jeweiligen Partnerpatienten und auch die Harmonie unter den Partner- und Studienpatienten. Weiterhin war darauf zu achten, dass die Partnerpatienten nicht leichter betroffen sein durften als die Studienpatienten, um überlegene sprachliche Leistungen des Partnerpatienten als Störvariable ausschließen zu können.

Probanden

Tabelle 3 stellt die Charakteristika der Studienpatienten dar, die an der kombinierten Intervention aus Sprachtherapie und nicht-invasiver Hirnstimulation auf der Aphasiestation teilgenommen haben.

Tabelle 3:   Studienpatienten

	P01		P02		P03	
Geschlecht	weiblich		männlich		männlich	
Alter (in J.)	50,3		61,3		45,1	
Beruf	IT-Dienstleisterin (selbständig)		Bauunternehmer (selbständig)		Koch; Umschulung zur Security-Kraft	
med. Diagnose	ICB links		Media- und Anteriorinfarkt links		Mediainfarkt links	
Aphasietyp	Amnestisch		Broca		Broca	
Schweregrad der Aphasie	mittelgradig bis schwer		schwer		schwer	
AAT-Werte (Ben/SV)	64/79		56/65		45/50	
Profilhöhe im AAT	58,9		50,6		49,2	
Dauer post Onset (in J.)	2,0		7,9		2,5	
Begleitstörung	Quadrantenanopsie rechts oben		Leichte Sprechapraxie		-	
Abfolge Stimulationsphasen	Woche 1	Woche 2	Woche 1	Woche 2	Woche 1	Woche 2
	Verum	Sham	Sham	Verum	Verum	Sham

(Ben = Benennen; ICB = intracerebrale Blutung; in J. = in Jahren; med.= medizinische; SV = Sprachverständnis; Aphasietyp, Schweregrad und Profilhöhe nach AAT-Profil)

Zusätzlich zu den in der Tabelle 3 aufgeführten Patienten, hat eine vierte Studienpatientin (P04) mit der kombinierten Intervention begonnen. Im Laufe der zweiten Therapieeinheit hat diese Probandin jedoch den Therapieprozess abgebrochen, da die tDCS für sie mit Unbehagen verbunden war. Vor Abbruch wurden mit der Probandin noch verschiedene niedrigere Intensitäten mit der tDCS erprobt, um einen Therapieabbruch zu verhindern. Die Patientin blieb jedoch bei ihrer Entscheidung. Um dieser Studienpatientin und der Partnerpatientin allerdings nicht gänzlich die Chance auf zusätzliche Förderung zu nehmen, wurden die folgenden drei Therapieeinheiten dieser ersten Therapiewoche ohne Stimulation durchgeführt. Dennoch gilt die Patientin 04 damit für diese Studie als Drop-Out und wird in der Darstellung der Ergebnisse nicht berücksichtigt.

4.4 Kombinierte Intervention

Im Rahmen dieses Kapitels sollen Einzelheiten der kombinierten Intervention dargestellt werden. Zuerst steht die nicht-invasive Hirnstimulation im Fokus und anschließend wird die sprachtherapeutische Intervention in ihren Einzelheiten besprochen.

Nicht-invasive Hirnstimulation

Unter dem Gliederungspunkt *Aktueller Stand der Forschung* wurde anhand der Übersichtsarbeit von Aguiar et al. (2015) bereits beschrieben, wie vielfältig die verschiedenen Faktoren sind, die einen Einfluss auf die Effektivität der tDCS haben. Im Folgenden werden nun die wichtigsten Parameter der tDCS für die vorliegende Studie dargestellt. Zugleich wird dabei auch der Weg der Entscheidungsfindung hin zu diesen Parametern reflektiert.

Eine erste zentrale Frage im Rahmen der Applikation der tDCS stellt stets die Entscheidung für einen Stimulationsort dar. Damit ist das Areal gemeint, auf dem die aktive Elektrode (im Gegensatz zur Referenzelektrode) platziert werden soll. Einige Studien empfehlen, in der Arbeit mit Patienten periläsionale Areale zur Stimulation zu nutzen (Baker et al., 2010; Datta, Baker, Bikson & Fridriksson, 2011; Fiori et al., 2011; Fridriksson, 2011; Marangolo et al., 2013; Shah-Basak et al., 2015). Die Ergebnisse dieser Arbeiten sprechen dafür, dass den periläsionalen Arealen in der Rückbildung der sprachlichen Fähigkeiten nach Schlaganfall eine besondere Bedeutung zukommt. Dennoch sprechen sich auch einige Autoren gegen diesen Stimulationsort und für eine Stimulation über dem primärmotorischen Kortex (M1) aus (Hesse et al., 2007; Meinzer et al., 2011; Meinzer et al., 2016; Pulvermüller & Fadiga, 2010; Willems & Hagoort, 2007). Diese

Studien erbringen verschiedene Nachweise. Willems & Hagoort (2007) und Pulvermüller & Fadiga (2010) weisen auf die besondere Verbindung zwischen verschiedenen sprachlichen Funktionen und der Aktivierung des motorischen Systems hin. Eine andere Arbeit legt nahe, dass eine Voraktivierung des primär-motorischen Kortex einen begünstigenden Einfluss auf die Sprachproduktion hat (Meinzer et al., 2011). Weitere Untersuchungen zu diesem Thema belegen expli-zit den Effekt des primärmotorischen Handareals als Stimulationsort in der An-wendung der tDCS (Datta et al., 2011; Hesse et al., 2007; Meinzer et al., 2014; Meinzer et al., 2016).

Ein weiterer Grund, der für die Wahl des primärmotorischen Handareals als Stimulationsort spricht, ist die einfache Bestimmbarkeit dieses Ortes. Die perilä-sionale Stimulation müsste individuell für jeden Probanden mittels MRT-Daten angepasst werden. Dahingegen lässt sich der Stimulationsort des primärmotori-schen Handareals zügig und sicher mit Hilfe des 10-20-EEG-Systems (Trans Cranial Technologies, 2012) ermitteln. So bleibt ein zusätzlicher personeller, fi-nanzieller und zeitlicher Aufwand erspart und die Einbettung der Methode in den klinischen Alltag wird zunehmend erleichtert.

Eine weitere Besonderheit der Stimulation über M1 wird in der bereits vielfach angesprochenen aktuellen Studie der Berliner Arbeitsgruppe ausführlich themati-siert (Meinzer et al., 2016). Dieser Stimulationsort scheint demnach nicht nur Areale im Bereich der aktiven Elektrode in der Effektivität zu steigern, sondern auch fernerliegende, in direkter Verbindung stehende Areale mit der Stimulation zu erreichen. Daher gehen die Autoren davon aus, dass der begünstigende Effekt der tDCS nicht allein auf die Stimulation des primärmotorischen Handareals zurückzuführen ist, sondern gleichermaßen darauf, dass im Rahmen der Aktivie-rung von Netzwerken weitere Funktionen in frontalen oder auch prämotorischen Regionen angesprochen wurden (Meinzer et al., 2016). Weitere Studien dieser Arbeitsgruppe stützen diese Ergebnisse (Darkow et al., 2016; Lindenberg, Nach-tigall, Meinzer, Sieg & Flöel, 2013).

Aufgrund der Vielzahl dieser aufgeführten Vorteile wurde in der vorliegenden Studie für alle Studienpatienten als Stimulationsort der linke primärmotorische Kortex gewählt.

Die nächste Entscheidung, die sich stellte, war diejenige zwischen anodaler und kathodaler Stimulation. In dieser Frage zeigt sich der aktuelle Forschungsstand jedoch wesentlich eindeutiger: Insbesondere für die Therapie der Wortabruf-fähigkeit ist eine klare Überlegenheit der anodalen Stimulation – vereinfacht gesprochen einer anregenden Stimulation – ersichtlich (Baker et al., 2010; Datta, 2011; Fiori et al., 2011; Flöel et al., 2011; Fridriksson, 2011; Marangolo et al.,

2013; Meinzer et al., 2016). Daher wurden die Studienpatienten mit einer anoda-len Stimulation über M1 behandelt.

Die Parameter der Stimulationsintensität und Stimulationsdauer innerhalb einer Therapieeinheit wurden nach empfohlenen Richtlinien gestaltet (Fregni et al., 2015; Nitsche et al., 2003; Nitsche et al., 2008). Dabei wird die Stimulations-intensität an der Stromflussdichte („current density") gemessen. Diese errechnet sich aus der Größe der Elektrode und der Stimulationsintensität gemessen in Milliampere (mA). Eine Stromflussdichte von bis zu 0,029 mA/cm² gilt als sicher und unschädlich für den Menschen. Dabei wird eine Stimulationsdauer von 13 Minuten empfohlen, wobei jedoch eine Dauer bis zu 50 Minuten keine emotionalen oder kognitiven Veränderungen beim gesunden Menschen hervor-gerufen hat, sodass die Stimulationsdauer in diesem Rahmen flexibel gewählt werden kann (Nitsche et al., 2008). Für die vorliegende Studie ergab sich eine Stromflussdichte von 0,0286 mA/cm² bei einer Elektrodengröße der aktiven Elektrode von 35cm² und einer Stimulationsintensität von 1mA. Die Stimula-tionsdauer wurde auf 20 Minuten täglich festgelegt. Die Kombination dieser Stimulationsintensität und -dauer konnte in vorherigen Studien schon in ihrer Sicherheit und Effektivität bestätigt werden (Datta et al., 2011; Fridriksson, 2011; Meinzer et al., 2016).

Wie bereits erwähnt, lag die Elektrodengröße der aktiven Elektrode bei 5×7 cm. Die Referenzelektrode wurde in dieser Studie kontralateral supraorbital platziert und in der Größe auf 10x10 cm angepasst. Mithilfe dieser Anpassung war es möglich, die Referenzelektrode nahezu inaktiv zu schalten. Eine Elektrode dieser Größe sorgt dafür, dass die Stromflussdichte unter der Elektrode deutlich sinkt und die Stimulation auf kontralateral supraorbitale Areale damit keinen funktio-nell relevanten Einfluss hat (Nitsche et al., 2008).

Ein weiterer und ebenso wesentlicher Faktor zum Einsatz der tDCS ist die Fre-quenz, mit der die Intervention angeboten wird. Die meisten der bisherigen For-schungsarbeiten haben die tDCS innerhalb des experimentellen Settings einmal täglich appliziert (Baker et al., 2010; Datta et al., 2011; Fiori et al., 2011; Fri-driksson, 2011; Marangolo et al., 2013). Wenngleich auch einige Studien existie-ren, die den besonderen Nutzen einer zweimaligen Stimulation am Tag betonen (Flöel et al., 2011; Meinzer et al., 2016), galt für das Setting dieser Studie die Mehrheit der momentan verfügbaren Studienergebnisse als Orientierung. Daher wurde auch in der vorliegenden Masterstudie einmal täglich stimuliert. Aufgrund der organisatorischen Gegebenheiten auf der Aphasiestation der Universitäts-klinik Aachen wäre ein hochfrequenteres Setting auch nicht realisierbar ge-wesen. Zur Frage nach der Frequenz gehört auch die Betrachtung der Gesamt-dauer in Tagen, über die die Intervention angeboten werden soll. Da gezeigt werden konnte, dass der wiederholte Einsatz der tDCS an aufeinanderfolgenden

Tagen zu stabileren und längerfristigen Erfolgen in kortikalen Funktionen führt (Nitsche et al., 2008), wurde dieses Setting für die Masterstudie gewählt. Die Probanden erhielten demnach über zwei Wochen, von Montag bis Freitag, einmal täglich die kombinierte Intervention aus tDCS und CIAT-COLLOC NK.

Letztlich stand die Entscheidung an, ob die tDCS als Online- oder Offline-Bedingung gestaltet werden sollte. Da einige Forschungsarbeiten für die Kombination aus einem sprachtherapeutischen Element und der tDCS, also für eine Online-Bedingung sprechen, wurde dieses Vorgehen auch in der vorliegenden Studie eingesetzt (Flöel, 2014; Shah-Basak et al., 2015; Vines, Norton & Schlaug, 2011). Demnach erfolgte zu Beginn jeder Therapieeinheit gleichzeitig zur laufenden Therapie die zwanzigminütige Stimulation. Flöel (2014, S. 943) beschreibt den besonderen Effekt dieses kombinierten Einsatzes in ihrem Review wie folgt:

"However, in order to induce long-lasting changes in language performance, tDCS may have to be administered in conjunction not only with a performance measure (to then improve immediate performance), but rather concomitant to a learning task. The basic idea behind this combination is that tDCS would modulate the learning process as such, and the resulting learning effects could be retained over time."

Nachdem die zentralen Parameter zum Einsatz der tDCS behandelt wurden, folgt ein Ausblick auf die begleitenden Themen der Sicherheit und der Verblindung der Methode.

Sofern alle Sicherheitsvorkehrungen und Empfehlungen bisheriger Studien eingehalten werden, gilt die Methode als sicher (Nitsche et al., 2003). In diesem Fall sind auftretende Nebenwirkungen meist mild und stets harmlos für den menschlichen Körper. Außerdem sind sie in diesem Fall immer nur von kurzer Dauer (Fregni et al., 2015). Nebenwirkungen, die auftreten können, sind im Folgenden absteigend nach ihrer Auftretenshäufigkeit genannt: Juckreiz, Kribbeln, Kopfschmerz, brennendes Gefühl, Unbehagen (Fregni et al., 2015). Im Zeitraum von 1998 bis 2014 wurden circa 10.000 Probanden mit tDCS behandelt und in keiner dieser Studien wurde von schwerwiegenden Nebenwirkungen wie beispielsweise cardiovaskulären Auffälligkeiten, epileptischen Anfällen oder Hirnschädigungen berichtet (Fregni et al., 2015).

Den Nebenwirkungen des Kribbelns, Juckens, der Kopfschmerzen und einem möglichen Unbehagen kann nur begrenzt vorgebeugt werden. Insbesondere aber das brennende Gefühl auf der Haut und die Gefahr einer Verbrennung an der Kopfhaut können vermindert werden, indem man die Elektroden des Geräts stets in weichen Schwämmen anbringt. Diese Schwämme werden zudem vorher mit Kochsalzlösung vorbereitet (Nitsche et al., 2003). Weiterhin wurde jeder potenzielle Studienpatient vor der Teilnahme befragt, ob Hauterkrankungen oder eine Hypersensibilität der Haut vorliegen.

Zur Sicherheit des Probanden muss zudem bedacht werden, dass der Stromfluss durch gewisse individuelle Unebenheiten der Schädeloberfläche beeinflusst werden kann. Insbesondere in Narbengewebe bündelt sich der Stromfluss und löst dort eine stärkere Erregung aus. Demnach sollte der Stimulationsort für jeden einzelnen Probanden überprüft und im Falle von Narbengewebe individuell angepasst werden (Fregni et al., 2015).

Letztlich trägt der Studienleiter auch stets die Verantwortung dafür, den Allgemeinzustand des Probanden im Blick zu behalten und beeinflussende Umstände zu erfragen. So gelten Müdigkeit, Fieber, vorheriger Alkoholkonsum und vorausgegangene sportliche Aktivität als Risikofaktoren für das Auftreten von Nebenwirkungen. Ebenfalls gilt es, auf den Wasserhaushalt des Patienten zu achten und nach der Hirnstimulation die Empfehlung auszusprechen, im Anschluss ausreichend Wasser zu trinken (persönliche Korrespondenz mit R. Darkow, GAB-Tagung 2016).

Unter Beachtung all dieser Empfehlungen gilt die tDCS seit fast 20 Jahren als sichere Methode (Fregni et al., 2015). Dennoch sind auch in Zukunft weitere Studien zur Abklärung der Sicherheit notwendig (Nitsche et al., 2003).

Um die Methode der tDCS weiter absichern und etablieren zu können, bedarf es jedoch nicht nur der weiteren Untersuchung der Sicherheit. Gleichermaßen müssen zunehmend Doppelblindstudien konzipiert werden, die den Effekt der tDCS auf kognitive Leistungen belegen. Nur über den Weg der Verblindung von Probanden und Testleitern entstehen aussagekräftige Studienergebnisse (Gandiga, Hummel & Cohen, 2006). Auch die vorliegende Studie schloss eine Kontrollbedingung im Sinne einer Shamphase ein. Dabei wurde die Schein-Stimulation gemäß aktueller Empfehlungen eingesetzt (Nitsche et al., 2003; persönliche Korrespondenz mit R. Darkow, GAB-Tagung 2016). Der Strom wurde zu diesem Zweck durch das Gerät in einem sogenannten Ramping langsam auf die voreingestellte Intensität hochgefahren und blieb dann für 30 Sekunden bestehen. Damit wurde sichergestellt, dass die Probanden die typischen milden Nebenwirkungen zu Beginn der Stimulation wahrnehmen und so verblindet werden konnten. Anschließend setzte das Gerät den Strom in langsamen Schritten wieder herab, sodass die Stimulation für den Probanden zwar merkbar war, jedoch keine funktionelle Beeinflussung stattgefunden hatte (persönliche Korrespondenz mit R. Darkow, GAB-Tagung 2016). Wichtig anzumerken ist dabei, dass lediglich Intensitäten bis 1mA effektiv verblindet werden können. Höhere Intensitäten führen zu stärkeren sensorischen Empfindungen und gefährden die Verblindung (persönliche Korrespondenz mit R. Darkow, GAB-Tagung 2016). Die Arbeitsgruppe um Gandiga et al. (2006) überprüfte anhand einer Population von Gesunden und Patienten die Verblindung der tDCS und berichtete von sehr zufriedenstellenden Ergebnissen.

Sprachtherapeutische Intervention

Die Therapie fand in der Kleingruppe statt und entsprach den Vorgaben der CIAT-COLLOC NK nach einem Quartettspiel (Jacobs et al., 2016). Zwei Patienten nahmen gemeinsam an der Intervention teil. Dabei saßen sie sich am Tisch gegenüber und zwischen ihnen befand sich eine Sichtblende (siehe Abb. 3). Diese erlaubte die Integration des Prinzips des Constraints, wodurch vorgegeben wird, dass die Patienten möglichst ausschließlich den lautsprachlichen Kommunikationsweg wählen sollen. Indem die Patienten lediglich das Gesicht des Gegenübers sehen konnten, nicht aber dessen Karten oder Gesten, sollte es den Patienten erleichtert werden, die Vorgabe des Constraints umzusetzen (Jacobs, 2013).

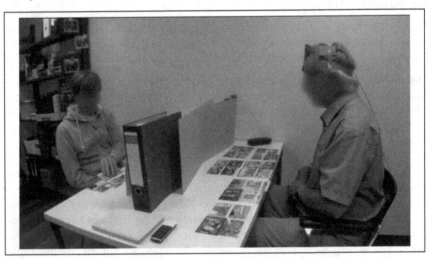

Abbildung 3:   Therapiesetting; Foto: © Meike Schulte

Das Material, das bei der CIAT-COLLOC NK in der Gruppentherapie zur Verfügung steht, umfasst 128 Items, die jeweils in Nomen-Verb-Kollokationen auftreten. Aus diesem Itemsatz kamen in der Therapie jedoch nur 64 Items zum Einsatz, da die Übrigen als Kontrollmaterial für den Vergleich von geübten und ungeübten Items dienen sollten. Die Items ließen sich in Vierergruppen sortieren,

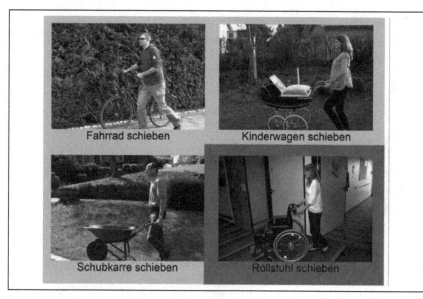

Abbildung 4: Item „Rollstuhl schieben" CIAT-COLLOC NK; © Schulz-Kirchner Verlag GmbH, Fotos: Nina Jacobs

da vier verschiedene Nomina Komposita stets zu einem Verb gehören. Damit entstanden 16 Verbgruppen mit insgesamt 64 Nomina Komposita in den geübten Items. Jede Bildkarte zeigt vier Items, wobei eines dieser Items rot umrandet und farbig ist und damit anzeigt, dass es sich bereits im Besitz des Spielers befindet (siehe Abb. 4). Die übrigen drei schwarz-weißen Items ohne roten Rahmen gilt es, im weiteren Spielverlauf durch gezieltes Befragen des Therapiepartners zu sammeln (Jacobs et al., 2016).

Der Ablauf des Quartettspiels innerhalb der Therapiesituation gestaltete sich wie folgt: Zu Beginn wurden die gesamten Karten gemischt. Jeder Patient erhielt dann acht Karten und die übrigen Karten befanden sich auf einem Zugstapel zwischen den beiden Therapiepartnern. Um Quartette zu sammeln, befragten sich die Therapiepartner abwechselnd nach einzelnen Items. Sofern der befragte Patient das Item besaß, musste er es seinem Gegenüber geben. Befand sich das erfragte Item nicht im Besitz des befragten Patienten, musste der Fragende eine Karte vom Zugstapel ziehen. Wichtig war dabei, dass in zwei aufeinanderfolgenden Spielzügen nicht nach demselben Item oder einem Item aus derselben Verbkategorie gefragt werden durfte. Dies hätte dazu geführt, dass eine Vervollständigung dieses Quartetts unmöglich gewesen wäre und hätte damit bei den Patienten für Ärger und Motivationsverlust gesorgt (Jacobs, 2013).

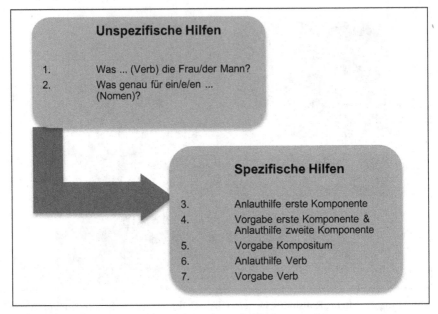

Abbildung 5:   Hilfestellungen nach Jacobs et al., 2016

Die Durchführung der Therapie übernahm eine Logopädin, die durch ihre staatli-che Prüfung, den daraufhin abgeschlossenen Bachelor of Science (Therapie- und Gesundheitsmanagement (Logopädie)) und die bisher gesammelte Berufserfah-rung für diese Aufgabe qualifiziert war. Die Rolle der Therapeutin besteht inner-halb dieser Therapieform darin, als Moderator zu fungieren. Sofern Unklarheiten oder Regelverstöße auftraten, schaltete sie sich ein. Weiterhin hatte die Thera-peutin die Aufgabe, innerhalb der Therapiesituation gezielt Hilfen zu geben. Erlaubte Hilfen unspezifischer und spezifischer Natur sind im Folgenden aufge-listet (siehe Abb. 5). Diesen Kriterien entsprechend wurden bei Benennschwie-rigkeiten vorerst unspezifische Hilfen angeboten, bevor anschließend die spezifi-schen Hilfen den Patienten die weitestgehend eigenständige Benennung des Items ermöglichen sollten.

Nach diesen Vorgaben fand die Therapie einmal täglich von Montag bis Freitag statt. Da Jacobs (2013) und Kleine-Katthöfer (2012) nachweisen konnten, dass auch eine kürzere Therapiedauer als die ursprünglichen drei bis vier Stunden effektiv ist, wurden die Therapien in der vorliegenden Studie auf 60 Minuten angesetzt. Über die ersten zwanzig Minuten erhielt der Studienpatient begleitend die tDCS. Die 60-minütige Therapiedauer ließ sich gut in die Abläufe der Apha-siestation einbetten, wenngleich dieses zusätzliche Therapieangebot meist in den

Nachmittagsstunden stattfinden musste. Vorrang in der Planung der Therapie-einheiten hatten sogenannte „Kerntherapien" aus den Bereichen der Logopädie, Physiotherapie, Musiktherapie und ergänzender Angebote, auf die die Patienten für das zusätzliche Therapieangebot nicht verzichten sollten. Selbstverständlich wurde jedoch mit den behandelnden Sprachtherapeuten abgesprochen, dass während der Studienlaufzeit innerhalb der Kerntherapie nicht der Wortabruf von Nomina Komposita behandelt werden sollte. Dies galt sowohl für die Studien- als auch für die Partnerpatienten, um eine sprachliche Überlegenheit eines Patienten zu vermeiden.

Das Prinzip des Shapings sieht vor, dass verhaltensrelevante und den Leistungen des Aphasikers entsprechende Anforderungen in der Therapie gestellt werden (Neininger et al., 2004). Die bereits erprobte Gestaltung der Shapingstufen von Jacobs (2013) konnte in dieser Studie aufgrund abweichender Therapiezeiträume nicht gänzlich übernommen werden. Stattdessen wurde die letzte Shapingstufe vernachlässigt und die übrigen Stufen wurden in Anlehnung an Jacobs (2013) auf die fünf Tage einer Therapiewoche verteilt. Dabei entstand folgende Abstu-fung: In der ersten und zweiten Therapieeinheit arbeiteten die Patienten mit Kar-ten, die zusätzlich das Schriftbild präsentierten. Ab der dritten Einheit wurden Karten ohne Schriftbild eingesetzt. In der letzten Einheit einer Therapiewoche, also der Therapieeinheit am Freitag, erfolgte zudem die Aufforderung an die Pa-tienten, das vom Gegenüber benannte Item jeweils noch einmal zu wiederholen. Sofern die Patienten bereits früher diese Steigerung wählten oder sogar einen Trägersatz bildeten, der das geforderte Item innerhalb einer syntaktischen Struk-tur präsentierte, wurden sie selbstverständlich ermutigt, dies beizubehalten. Die-se Steigerung der Shapingstufen war für beide Interventionswochen gleich.

4.5 Protokollierung und statistische Auswertung

Zur Protokollierung der erhobenen Daten wurden die Standardprotokollbögen der Messinstrumente verwendet. Darüber hinaus wurde ein Fragebogen in An-lehnung an die Veröffentlichung von Fertonani et al. (2015) erstellt, der Empfin-dungen während der nicht-invasiven Hirnstimulation erfragt (siehe Anhang). Zudem führte die Therapeutin während jeder Einheit einen Notizzettel, auf dem wichtige Vorkommnisse dokumentiert werden konnten. Ein Aufnahmegerät diente zur Tonaufnahme der einzelnen Therapieeinheiten. Gleichzeitig wurde von jeder Therapieeinheit ein Video aufgezeichnet, um eine ausführliche nach-trägliche Dokumentation und Auswertung zu ermöglichen.

Die anschließende Aufbereitung der Daten erfolgte mit dem Programm Micro-soft Word Excel. Darauf aufbauend konnten die diversen Analysen mit dem

Statistikprogramm SPSS (Version 23) der Firma IBM durchgeführt werden. Das Signifikanzniveau wurde auf 5% (α = 0.05) festgesetzt und alle Hypothesen wurden einseitig getestet.

Um den Einfluss der kombinierten Intervention einschätzen zu können, wurden jeweils die Leistungen vom Vor- zum Nachtest betrachtet. Die Überprüfung der Verbesserung für die Nomina Komposita erfolgte mithilfe des Wilcoxon Vorzeichen-Rangtests. Dieser Test gilt als nicht-parametrischer Test und kann für verbundene Stichproben des ordinalen Skalenniveaus zum Einsatz kommen. Auf diesem Weg konnten die Daten des Benennscreenings der CIAT-COLLOC NK für Nomina Komposita in ihrer statistischen Signifikanz überprüft werden. Die Ausprägungen der zugehörigen Verben des Benennscreenings gelten als dichotome Merkmale („richtig"/„falsch"). Daher wurde an dieser Stelle der McNemar-Test eingesetzt, um die Daten auf statistische Signifikanz zu prüfen. Für beide Betrachtungsbereiche (Nomina Komposita und Verben) wurden jeweils Übungseffekte und Generalisierungseffekte geprüft.

Um den Einfluss der kombinierten Intervention in den übrigen Testverfahren (ANELT, CETI, SAQoL) einschätzen zu können, wurden jeweils kritische Differenzwerte (KD) verwendet. Diese beschreiben die Differenz im Rohwert, die zwischen zwei Messzeitpunkten in einem Test vorliegen muss, damit die Veränderung als statistisch signifikant gilt (Bortz & Schuster, 2010). Die kritischen Differenzwerte wurden mithilfe folgender Formel berechnet:

$$KD = 1{,}65 \cdot SD \cdot \sqrt{2 \cdot (1 - rtt)}$$

Diesbezüglich wurden die Werte der Reliabilität (rtt) und der Standardabweichung (SD) aus den entsprechenden Arbeiten zu den Testverfahren herangezogen und in die Formel eingesetzt (Blomert, Kean, Koster & Schokker, 1994; Breitenstein et al., 2016; Hilari et al., 2003; Lomas et al., 1989). Hinzu kommt der z-Wert von 1,65, der dem 95%-Quantil der Normalverteilung entspricht und für jede Berechnung bei einseitiger Testung mit α = 0.05 als stabiler Faktor verbleibt.

Um den Unterschied zwischen den verschiedenen Stimulationsphasen ermitteln zu können, wurde jeweils die Effektivität der Verumphase der Effektivität der Shamphase gegenübergestellt. Für die Nomina Komposita konnte erneut der Wilcoxon Vorzeichen-Rangtest herangezogen werden. Im Bereich der Verben kam der McNemar-Test zum Einsatz. Für beide Tests galten die folgenden Schlussfolgerungen: Sofern nur eine der beiden Phasen signifikante Ergebnisse zeigte, war offensichtlich, dass diese Phase der anderen in ihrer Effektivität überlegen war. Für den Fall, dass in keiner der beiden Phasen ein signifikantes Ergebnis erzielt wurde, war das Ergebnis ebenfalls eindeutig, da somit kein Einfluss der Hirnstimulation zu verzeichnen war. Die einzige Situation, die weitere Berech-

nungen nach sich zog, war die, in der beide Therapiephasen signifikante Verbesserungen zeigten. Für die Nomina Komposita wurden dann die Differenzen im
Benennscore der jeweiligen Therapiephase ermittelt, um diese erneut im Wilcoxon Vorzeichen-Rangtest gegenüberstellen und auf Signifikanz prüfen zu
können. Für den Fall, dass beide Therapiephasen für die Verbleistung signifikante Ergebnisse zeigten, wurde der Fisher-Yates-Test eingesetzt. Auf diesem Weg
konnte für beide Leistungen die tatsächlich überlegene Therapiephase identifi-
ziert werden.

Eine abschließende statistische Fragestellung fokussierte den Zusammenhang
zwischen der Benennhäufigkeit jedes Items während der gesamten Therapielaufzeit und der Differenz im Benennscore von Vor- zu Nachtest. Auf diesem Weg
sollte ermittelt werden, ob ein direkter Zusammenhang zwischen diesen beiden
Parametern besteht. Dabei bestand die Vermutung, dass das häufige Benennen
eines Items in der Therapie zu einem deutlichen Anstieg in der Benennfähigkeit
(gemessen im Benennscreeening) führt. Zur Prüfung dieser Vermutung wurde
eine Spearman-Rang-Korrelation berechnet, die den Zusammenhang zwischen
diesen beiden Faktoren einschätzen sollte.

4.6 Ethische Unbedenklichkeit

Die beschriebene Masterstudie wurde von der Ethikkommission der Universitätsklinik Aachen begutachtet (Studien-Aktenzeichen: EK 339/15). Nach einge-
hender Untersuchung wurde das Forschungsvorhaben bewilligt. Jede Abwei-
chung vom geplanten Studienverlauf wurde im Vorhinein erneut in die Begut-
achtung der Ethikkommission gegeben. Die teilnehmenden Probanden nahmen
an einem ausführlichen Aufklärungsgespräch teil und gaben ihr mündliches und
schriftliches Einverständnis. Patienten wurden nur in Absprache mit dem leiten-
den Oberarzt der Aphasiestation in die Studie eingeschlossen. Eine Kopie der
Einverständniserklärung befand sich für jeden Probanden in der Akte auf der
Station. Alle Abläufe der Studie wurden in Übereinstimmung mit der Deklara-
tion von Helsinki erarbeitet.

5 Ergebnisse

Das folgende Kapitel stellt die Ergebnisse der statistischen Auswertung dar. Zuerst werden die Ergebnisse der kombinierten Intervention in ihren Einzelheiten erläutert. Daraufhin erfolgt eine Betrachtung des Einflusses der Hirnstimulation. Abschließend stehen qualitative Beobachtungen im Fokus. Wie bereits erwähnt wurde das Signifikanzniveau auf 5 % ($\alpha = 0.05$) festgesetzt, sodass p-Werte unter oder auf diesem Niveau ($p \leq .05$) als signifikant (*) beschrieben werden und p-Werte unter oder auf dem Niveau von 0.1% ($p \leq .001$) als hochsignifikant (**) gelten.

5.1 Betrachtung der kombinierten Intervention

Da die kombinierte Intervention verschiedene sprachliche Leistungen fördert, werden verschiedene linguistische Anforderungen (Benennen von Nomina Komposita, Benennen von Verben, kommunikativ-pragmatische Leistungen) im Folgenden einzeln betrachtet. Abschließend wird auf die Einschätzung zur Lebensqualität Bezug genommen.

In der Beschreibung wird vor allem der Unterschied zwischen Vortest und Nachtest herausgearbeitet, da die kombinierte Intervention im Fokus steht und die einzelnen Hirnstimulationsphasen vorerst zu vernachlässigen sind. Zur besseren Nachvollziehbarkeit des Verlaufs wird in den Diagrammen dennoch zusätzlich das Ergebnis des Zwischentests dargestellt.

Nomina Komposita

Bei der Betrachtung der veränderten Benennleistung für Nomina Komposita wird zwischen geübten und ungeübten Items unterschieden. Auf diesem Weg lassen sich Übungs- und Generalisierungseffekte beschreiben.

Die Abbildung 6 stellt die Leistungen der drei Patienten für die Benennung von geübten Nomina Komposita zu den drei Testzeitpunkten (VT, ZT, NT) dar. Im Verlauf der kombinierten Intervention zeigen alle drei Probanden eine Steigerung ihrer Benennleistung für die geübten Nomina Komposita der CIAT-COLLOC NK.

© Springer Fachmedien Wiesbaden GmbH, ein Teil von Springer Nature 2018
M. Schulte, *Die nichtinvasive Hirnstimulation in der Aphasietherapie*,
Best of Therapie, https://doi.org/10.1007/978-3-658-22571-1_5

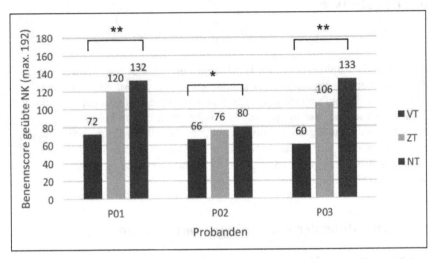

Abbildung 6:   Therapieeffekte kombinierte Intervention (geübte Nomina Komposita)

Anmerkung: Veränderung der Leistung für geübte Nomina Komposita im Benennscore des Screenings der CIAT-COLLOC NK (Wilcoxon Vorzeichen-Rangtest; einseitige Testung mit $\alpha = .05$; * = signifikante Veränderung, ** = hochsignifikante Veränderung)

Dabei kann der Leistungsanstieg für P01 als hochsignifikant bezeichnet werden ($p \le .001$). Der Proband 02 zeigt mit einem Wert von $p = .053$ einen statistisch signifikanten Anstieg in der Benennleistung für geübte NK. P03 ähnelt in seinem Leistungsverlauf hingegen sehr der Probandin 01 und verbessert sich in seinen Leistungen hochsignifikant ($p \le .001$). Damit zeigt sich für alle drei Probanden ein Übungseffekt für das geübte Wortmaterial und die H1a zur F1 kann bestätigt und die entsprechende Nullhypothese demnach verworfen werden.

Dieselbe Analyse wurde für das ungeübte Wortmaterial vorgenommen, um einen möglichen Generalisierungseffekt auf ungeübtes Material beschreiben zu können. Die Ergebnisse sind in Abbildung 7 visualisiert. Den Generalisierungseffekt zeigen lediglich die Probanden 01 und 03. Mit einer Signifikanz von $p = .008$ ist der Anstieg in den ungeübten NK von Vor- zu Nachtest für P01 statistisch signifikant. Gleiches gilt für P03 mit einer Signifikanz von $p = .044$ im Wilcoxon Vorzeichen-Rangtest. Der Proband 02 erreicht mit einem p-Wert von .163 nicht das Niveau für eine überzufällige Verbesserung. Damit kann die H1b zur F1 nur für die Probanden 01 und 03 bestätigt werden. Für den Probanden 02 muss die Nullhypothese angenommen werden.

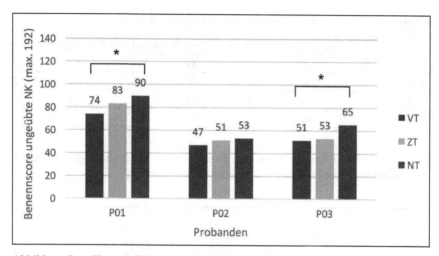

Abbildung 7:   Therapieeffekte kombinierte Intervention (ungeübte Nomina Komposita)

Anmerkung: Veränderung der Leistung für ungeübte Nomina Komposita im Benennscore des Screenings der CIAT-COLLOC NK (Wilcoxon Vorzeichen-Rangtest; einseitige Testung mit α = .05; * = signifikante Veränderung)

Verben

Auch im Rahmen der Betrachtung der Verben wurde zwischen geübten und ungeübten Items unterschieden. Da sich jedoch bei allen drei Patienten lediglich für die geübten Verben statistisch signifikante Unterschiede zeigen, werden nur die geübten Verben innerhalb eines Diagramms dargestellt (siehe Abb. 8). Für die ungeübten Verben schwanken die Werte des Benennscores um den Ausgangswert, weshalb dieser Aspekt in der Betrachtung vernachlässigt wird und die Rohwerte im Sinne der Vollständigkeit lediglich in der Tabelle 4 präsentiert sind. Die H1b zur F2, innerhalb derer gesteigerte Leistungen für ungeübte Verben von VT zu NT vorausgesagt wurden, muss demnach verworfen werden.

Für die geübten Verben zeigen sich im Verlauf der Therapie für alle drei Probanden gesteigerte Benennleistungen (siehe Abb. 8). Mit einem p-Wert von .007 erreicht die Probandin 01 von VT zu NT einen signifikanten Anstieg in der Benennleistung für geübtes Verbmaterial. Ein größerer Zuwachs in der Verbleistung zeigt sich bei den anderen beiden Probanden. Mit einer Signifikanz von p ≤ .001 erreichen P02 und P03 hochsignifikante Verbesserungen in der Benennleistung der geübten Verben. Da alle Probanden für die beschriebene Leistung

Tabelle 4:   Verbscore im Benennscreening (ungeübte Verben)

	Verbscore für ungeübte Items (max. 64) zu den drei Testzeitpunkten		
	VT	ZT	NT
P01	38	37	40
P02	20	12	14
P03	15	20	17

einen signifikanten Anstieg aufweisen, kann die H1a zur F2 bestätigt werden. Es liegt bei allen Probanden ein Übungseffekt für Verben vor.

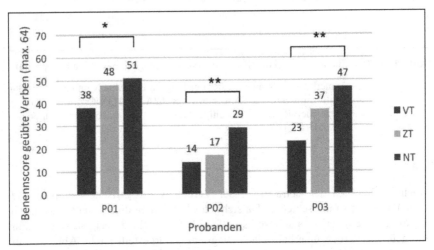

Abbildung 8:   Therapieeffekt kombinierte Intervention (geübte Verben)

Anmerkung: Veränderung der Leistung für geübte Verben im Benennscore des Screenings der CIAT-COLLOC NK; (McNemar-Test; einseitige Testung mit $\alpha = .05$; * = signifikante Veränderung, ** = hochsignifikante Veränderung)

Kommunikativ-pragmatische Leistungen

Für die Beurteilung der Verbesserung kommunikativ-pragmatischer Leistungen konnte kein Signifikanztest herangezogen werden, weshalb an dieser Stelle mit kritischen Differenzwerten gearbeitet wurde. Zuerst sollen die Leistungen der Probanden im ANELT präsentiert werden. Der kritische Differenzwert für den

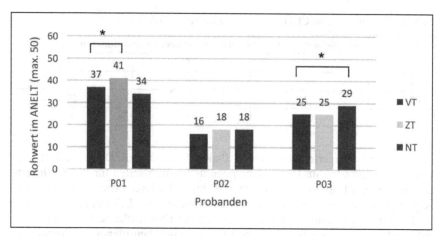

Abbildung 9:   Therapieeffekt kombinierte Intervention (ANELT)

Anmerkung: Veränderung der kommunikativ-pragmatischen Leistungen im ANELT; (kritischer Differenzwert von 3.6; * = signifikante Veränderung)

ANELT liegt bei KD = 3,6. Daraus ergibt sich, dass lediglich die Leistungen von P01 (KD = 4) und P03 (KD = 4) als signifikante Steigerungen beschrieben werden können (siehe Abb. 9). Abweichend von der einleitenden Erläuterung innerhalb dieses Kapitels gilt die Verbesserung von P01 jedoch nicht von VT zu NT, sondern von VT zu ZT. Die gesteigerten Leistungen zum ZT können von der Probandin im NT nicht bestätigt werden. Der Proband 02 zeigt einen Anstieg in seinen kommunikativ-pragmatischen Leistungen, der jedoch im Zufallsbereich liegt und demnach nicht aussagekräftig ist. Die H1a zur F3 kann damit nur für P03 bestätigt werden. Da die Hypothese zu dieser Fragestellung eine signifikante Verbesserung von Vor- zu Nachtest in den kommunikativ-pragmatischen Leistungen erwartet hatte, kann diese für die Probanden 01 und 02 nicht bestätigt werden.

Die Ergebnisse des CETI, der als zweites Messinstrument für kommunikativ-pragmatische Leistungen zum Einsatz kam, werden nicht innerhalb eines Diagramms dargestellt, da keiner der Probanden signifikante Verbesserungen in diesem Bereich zeigte. Im Sinne der Vollständigkeit werden die Rohwerte in Tabelle 5 aufgeführt. Innerhalb der ersten Woche konnte bei keinem der Probanden eine Veränderung messbar gemacht werden, da das Pflegepersonal zu diesem Zeitpunkt angab, dass der Zeitraum von einer Woche zu kurz wäre, um Veränderungen festzustellen. Nach zwei Wochen Intervention weisen P01 und

Tabelle 5:   Rohwerte im CETI (komm.-pragmatische Leistungen)

	Rohwerte im CETI (max. 160) zu den drei Testzeitpunkten		
	VT	ZT	NT
P01	85	85	95
P02	47	47	58
P03	91	91	x

P02 deutlich gesteigerte Werte in den Skalen des CETI auf. Dabei wird der KD von 12,4 knapp verfehlt. Die Steigerungen in den Rohwerten für P01 (Rohwert-Differenz von VT zu NT = 10) und P02 (Rohwert-Differenz von VT zu NT = 11) zeigen jedoch einen Trend. Ein Vergleich zwischen den Leistungen im VT und im NT für P03 konnte nicht stattfinden, da die abschließende Erhebung (NT) aufgrund einer länger bestehenden Krankheit der betreffenden Pflegeperson nicht möglich war. Da der Leistungsanstieg der Probanden 01 und 02 nicht signifikant ist, muss die H1b zur F3 verworfen werden. Die entsprechende Nullhypothese muss angenommen werden.

Einschätzung zur Lebensqualität

Die Untersuchung auf einen Zusammenhang zwischen der Lebensqualität und dem sprachlichen Fortschritt war statistisch für diese Studie nicht möglich. Diesbezüglich bedarf es einer größeren Stichprobe als der vorliegenden Anzahl von drei Probanden. Eine momentan anlaufende Folgestudie wird diesen Aspekt jedoch einbeziehen und anschließend näher beleuchten können.

Einfluss der Benennhäufigkeit

Eine weitere Frage, die im Zuge der statistischen Analyse beantwortet werden sollte, war die nach dem Zusammenhang zwischen der Differenz im Benennscore von VT zu NT für Nomina Komposita und der Benennhäufigkeit in der zweiwöchigen Therapie (siehe Abb. 10-12). Dafür wurden mittels Videoaufnahme sowohl expressive Reaktionen als auch rezeptive Wahrnehmungen eines Items für jeden Probanden gemessen. So sollte erörtert werden, ob ein Item, das beispielsweise häufig in der Therapie behandelt wurde, auch einen hohen Wert in der Differenz zwischen VT und NT erreicht.

Als parameterfreies Maß kam zu diesem Zweck der Spearman Rangkorrelationskoeffizient zum Einsatz. Die Interpretation des Korrelationskoeffizienten und die Aussage über einen Effekt orientierte sich an den Vorgaben von Cohen (1988).

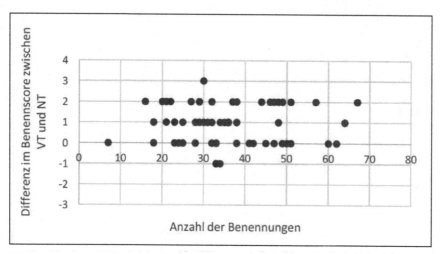

Abbildung 10: Korrelation zwischen der Differenz im Benennscore und der Benenn-häufigkeit (P01)

Die Analyse ergab, dass für keinen der drei Probanden eine hohe Korrelation zwischen den zwei geprüften Faktoren besteht (siehe Abb. 10-12). Für die Probandin 01 ergab sich ein Korrelationskoeffizient von $r = 0.020$, welcher nach Cohen (1988) aussagt, dass kein Effekt vorliegt. Gleiches gilt für P03 mit einem Korrelationskoeffizienten von $r = 0.098$. Lediglich für P02 ergab sich ein minimal höherer Korrelationskoeffizient r von 0.124, wodurch angezeigt wird, dass ein schwacher Zusammenhang besteht.

Die Abbildungen 10-12 verdeutlichen die ermittelten Effekte graphisch. Obwohl P01 überwiegend häufige Benennungen der Items zeigt, wird ein Differenzwert von 3 nur einmal erreicht und auch Verbesserungen um 2 Punkte sind in den Kategorien der höheren Benennungen selten. Dahingegen zeigt P03 wesentlich häufiger eine Steigerung um 3 oder 2 Punkte und er erreicht dieses Ziel mit wesentlich weniger Benennungen. Für P02 gilt, dass er bei einer durchschnittlichen Benennhäufigkeit nur geringe Verbesserungen erzielen konnte. Da die Daten keine positive Korrelation für die Faktoren Differenz im Benennscore und Benennhäufigkeit bestätigen, wird die H1 zur F4 für alle drei Probanden verworfen.

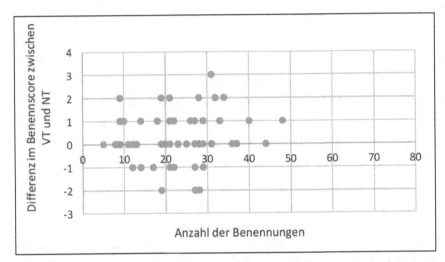

Abbildung 11: Korrelation zwischen der Differenz im Benennscore und der Benennhäufigkeit (P02)

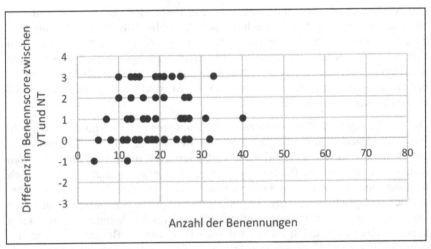

Abbildung 12: Korrelation zwischen der Differenz im Benennscore und der Benennhäufigkeit (P03)

5.2 Betrachtung der Wirkung der Hirnstimulation

In den sich anschließenden zwei Unterkapiteln erfolgt die Vorstellung der Ergebnisse unter Einbezug der Hirnstimulationsphasen. Dabei wird zuerst der Effekt für die Benennleistung für Nomina Komposita besprochen. Daraufhin erfolgt dieselbe Betrachtung für die Benennleistung der Verben aus der CIAT-COLLOC NK.

Nomina Komposita

Die folgenden Ausführungen stellen jeweils die Benennleistungen für Nomina Komposita (geübt/ungeübt) im Zusammenhang mit den Hirnstimulationsphasen (Verum/Sham) dar. Hierbei wird jeder Proband in einem Diagramm einzeln betrachtet. Jedes Diagramm verdeutlicht zudem noch einmal die Abfolge von Verum- und Shamstimulation für jeden Probanden.

Im Bereich der geübten Nomina Komposita zeigt P01 für beide Stimulationsphasen deutliche Steigerungen, die innerhalb der Verumphase als hochsignifikant ($p \leq .001$) und innerhalb der Shamphase als signifikant ($p = .040$) beschrieben werden können (siehe Abb. 13). Um nun ausmachen zu können, ob sich die beiden Stimulationsphasen in ihrer Effektivität signifikant voneinander unterscheiden, wurden die Differenzen des Benennscores (VT zu ZT & ZT zu NT) im Wilcoxon Vorzeichen-Rangtest noch einmal gegenübergestellt und verglichen. Dabei stellte sich heraus, dass der Unterschied zwischen den Stimulationsphasen zugunsten der Verumphase statistisch hochsignifikant ist ($p = .001$). Damit liegt für P01 im Bereich der geübten NK eine Überlegenheit der Verumphase vor.

Für die ungeübten Nomina Komposita zeigt sich für P01 in keiner der beiden Phasen ein signifikanter Effekt. Aus Gründen der Vollständigkeit sind die Rohwerte und der Verlauf in der Abbildung 13 dennoch aufgenommen.

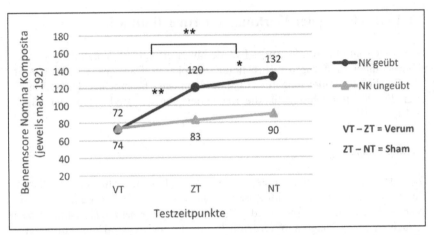

Abbildung 13: Effekt der nicht-invasiven Hirnstimulation auf Nomina Komposita (P01)

Anmerkung: Veränderung der Leistung für geübte/ungeübte Nomina Komposita in Abhängigkeit von den Stimulationsphasen; (Wilcoxon Vorzeichen-Rangtest; einseitige Testung mit $\alpha = .05$; * = signifikante Veränderung, ** = hochsignifikante Veränderung)

Für den Probanden 02 zeigen die einzelnen Stimulationsphasen für Nomina Komposita keine statistisch signifikante Überlegenheit (siehe Abb. 14). Dieses Bild zeigt sich sowohl für geübte als auch für ungeübte Items (geübte NK (Verum: $p = .401$, Sham: $p = .107$); ungeübte NK (Verum: $p = .378$, Sham $p = .327$)).

Proband 03 erreicht sowohl in der Verumphase ($p < .001$) als auch in der Shamphase ($p = .001$) statistisch hochsignifikante Verbesserungen der Benennleistung für die geübten Nomina Komposita (siehe Abb. 15). Die Überprüfung auf Überlegenheit einer der beiden Phasen ergab kein signifikantes Ergebnis ($p = .060$). Demnach kann keine der beiden Phasen als in ihrer Effektivität überlegen beschrieben werden.

Für die ungeübten Items ist lediglich die Steigerung der Benennleistung in der Shamphase als signifikant zu beschreiben ($p = .051$), wodurch diese Phase damit direkt als überlegen gilt.

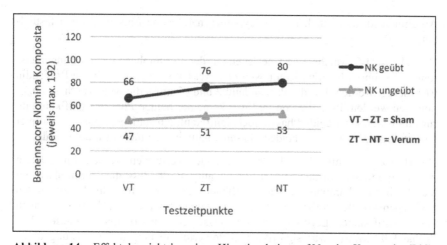

Abbildung 14: Effekt der nicht-invasiven Hirnstimulation auf Nomina Komposita (P02)

Anmerkung: Veränderung der Leistung für geübte/ungeübte Nomina Komposita in Abhängigkeit von den Stimulationsphasen; (Wilcoxon Vorzeichen-Rangtest; einseitige Testung mit $\alpha = .05$)

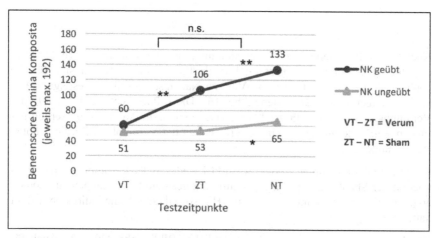

Abbildung 15: Effekt der nicht-invasiven Hirnstimulation auf Nomina Komposita (P03)

Anmerkung: Veränderung der Leistung für geübte/ungeübte Nomina Komposita in Abhängigkeit von den Stimulationsphasen; (Wilcoxon Vorzeichen-Rangtest; einseitige Testung mit $\alpha = .05$; * = signifikante Veränderung, ** = hochsignifikante Veränderung; n.s. = nicht signifikant)

Abschließend lassen sich für die Hypothesen folgende Entscheidungen festhalten:

Die H1a zur F5, welche eine Überlegenheit der Verumphase für die Benennleistung der geübten Nomina Komposita erwartet hatte, kann nur für die Probandin 01 bestätigt werden. Für die Probanden 02 und 03 muss die Nullhypothese angenommen werden. Im Falle von P02 war keine der beiden Phasen signifikant und für P03 waren zwar beide Phasen hochsignifikant, ein statistisch aussagekräftiger Unterschied zwischen den beiden Phasen konnte jedoch nicht ermittelt werden.

Die H1b zur F5 muss für alle drei Probanden verworfen werden. Im Rahmen dieser Hypothese wurde die Vermutung aufgestellt, dass die Verumphase im Vergleich zur Shamphase einen signifikant stärkeren Effekt für die ungeübten NK haben könnte. Probanden 01 und 02 zeigen für die ungeübten NK jedoch keine signifikanten Leistungen in den verschiedenen Stimulationsphasen. Der Proband 03 weist zwar signifikant gesteigerte Leistungen für die ungeübten Nomina Komposita auf, jedoch fand dieser signifikante Anstieg im Rahmen der Shamphase statt, sodass die Verbesserung nicht auf den Effekt der Hirnstimulation zurückgeführt werden kann. Auch in diesem Fall muss die Alternativhypothese verworfen und die Nullhypothese angenommen werden.

Verben

Auch für die Itemmenge der Verben sind die Leistungsverläufe der Probanden in einzelnen Diagrammen dargestellt. Für die Probandin 01 zeigen sich für die geübten Verben in der Phase von Vor- zu Nachtest signifikant gesteigerte Benennleistungen ($p = .021$), (siehe Abb. 16). Diese Phase entsprach für P01 der Verumphase. Da innerhalb der Shamphase keine signifikante Verbesserung gefunden werden konnte, wird eine Überlegenheit der Verumphase für die geübten Verben angenommen.

Im Bereich der ungeübten Verben weist P01 weder in der Verumphase ($p = .099$) noch in der Shamphase ($p = .170$) signifikant gesteigerte Leistungen auf, sodass angenommen werden muss, dass die Hirnstimulation keinen direkten Effekt hatte.

Für den Probanden 02 zeigt sich ein ähnliches Bild (siehe Abb. 17). Auch für diesen Probanden gilt die Steigerung in der Benennleistung für geübte Verben nur in der Verumphase als statistisch signifikant ($p = .002$), sodass eine Überlegenheit dieser Phase angenommen werden kann.

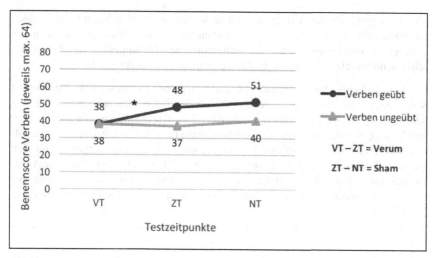

Abbildung 16: Effekt der nicht-invasiven Hirnstimulation auf Verben (P01)

Anmerkung: Veränderung der Leistung für geübte/ungeübte Verben in Abhängigkeit von den Stimulationsphasen; (McNemar-Test; einseitige Testung mit α = .05; * = signifikante Veränderung)

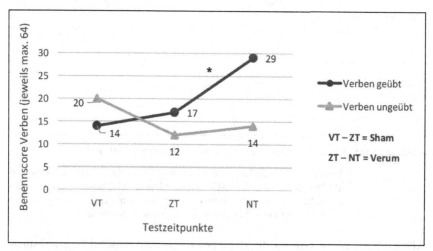

Abbildung 17: Effekt der nicht-invasiven Hirnstimulation auf Verben (P02)

Anmerkung: Veränderung der Leistung für geübte/ungeübte Verben in Abhängigkeit von den Stimulationsphasen; (McNemar-Test; einseitige Testung mit α = .05; * = signifikante Veränderung)

Für die ungeübten Items liegt für P02 in keiner der beiden Stimulationsphasen ein aussagekräftiger Anstieg in der Benennleistung vor. Vielmehr muss in der Shamphase vorerst ein Abfall der Benennleistung für ungeübte Items, mit anschließendem leichten Anstieg in der Verumphase vermerkt werden.

Für den Probanden 03 zeigen sich – ähnlich zu seinen Leistungen für die Nomina Komposita – in beiden Stimulationsphasen deutliche Steigerungen in der Benennleistung für geübte Verben (siehe Abb. 18). Diese sind sowohl für die Verumphase (p = .006) als auch für die Shamphase (p = .032) statistisch signifikant. Der Vergleich im Fisher-Yates-Test ergab kein signifikantes Ergebnis für den Unterschied zwischen den Phasen (p = .489). Demnach kann der Effekt der Hirnstimulation an dieser Stelle nicht belegt werden. Für die Itemmenge der ungeübten Verben ist keine der beiden Phasen in ihrer Veränderung statistisch signifikant.

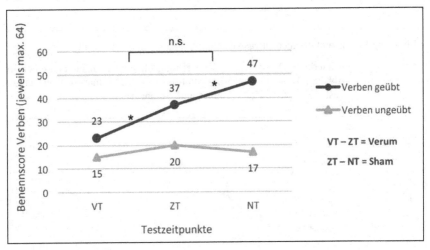

Abbildung 18:   Effekt der nicht-invasiven Hirnstimulation auf Verben (P03)

Anmerkung: Veränderung der Leistung für geübte/ungeübte Verben in Abhängigkeit von den Stimulationsphasen; (McNemar-Test; Fisher-Yates-Test, sofern beide Phasen signifikant; einseitige Testung mit α = .05; * = signifikante Veränderung; n.s. = nicht signifikant)

Abschließend lassen sich für die Hypothesen folgende Entscheidungen festhalten:

Die H1a zur F6 kann für die Probanden 01 und 02 bestätigt werden. Für diese Probanden gilt, dass die Verumphase in ihrer Effektivität für die Steigerung der Benennleistung geübter Verben der Shamphase überlegen war. Für den Probanden O3 waren beide Stimulationsphasen in ihrem Leistungsanstieg signifikant und der Unterschied zwischen den Phasen ergab kein signifikantes Ergebnis, sodass die Nullhypothese für PO3 nicht verworfen werden kann.

Die H1b zur F6, die eine Überlegenheit der Verumphase für die Benennleistung ungeübter Verben vorausgesagt hatte, muss für alle drei Probanden abgelehnt werden.

5.3 Qualitative Beobachtungen

Zum Abschluss der Ergebnisdarstellung werden qualitative Beobachtungen präsentiert. Diese geben einen Überblick darüber, wie erfolgreich die Probanden für die jeweilige Stimulationsart verblindet werden konnten, wie verträglich die tDCS für die Probanden war und wie harmonisch das Miteinander in der Therapie von den Studienpatienten empfunden wurde.

Verblindung der Probanden

Die Probandin O1 entschied sich während der Verumstimulation für die Auswahlmöglichkeit „Ich weiß es nicht" und mutmaßte während der Shamstimulation, dass es sich um eine Kontrollstimulation handeln könnte.

Der Proband O2 hatte während der gesamten Therapiedauer von zwei Wochen nie besondere Wahrnehmungen in Bezug auf die tDCS (z.B. Kribbeln, Jucken, Brennen) verspürt. Daher hatte er auch keine Anhaltspunkte, die es ihm erlaubt hätten, sich für die Sham- oder Verumstimulation zu entscheiden, weshalb er zu beiden Befragungszeitpunkten „Ich weiß es nicht" angab.

Der Proband O3 wählte während der Verum-Stimulation die Antwortmöglichkeit „Ich weiß es nicht" und mutmaßte während der Shamstimulation, dass es sich um eine reale Stimulation handele.

Verträglichkeit der tDCS

Die Verträglichkeit der Methode kann innerhalb dieser Studie als sehr zufriedenstellend bewertet werden.

Die Probandin O1 gab zu jedem der beiden Testzeitpunkte an, dass sie ein Jucken („Wenig") wahrnahm. Alle anderen aufgelisteten Wahrnehmungen wurden mit „Keine" markiert. Zu den zeitlichen Parametern gab sie an, dass sie das Jucken nur zu Beginn der Stimulation wahrgenommen hätte und dass es auch nach kurzer Zeit verschwand. Sie verspürte das Jucken lediglich im Kopfbereich und nahm sonst am restlichen Körper keine Auffälligkeiten wahr. Ihren Angaben nach lenkte sie die tDCS nicht von den Aufgaben in der Therapie ab.

Der Proband 02 konnte zu der Einschätzung der Wahrnehmungen keine Auswahl treffen, da er keine Nebenwirkungen der tDCS wahrnahm. Demnach blieb für ihn auch die Beantwortung der Fragen zum zeitlichen Verlauf, zum Ort der Wahrnehmung und zur Ablenkung durch die tDCS aus.

Der Proband 03 verspürte im Laufe der zwei Therapiewochen ein Jucken („Mittel") und ein Zwicken („Wenig). Im zeitlichen Verlauf nahm er diese Empfindungen während der Verumstimulation nur zu Beginn wahr und gab an, dass diese auch kurz nach dem Beginn der Stimulation verschwanden. Für die Shamstimulation beschrieb er ähnliche Empfindungen. Jedoch verspürte er sie über die gesamte Therapiedauer hinweg. Er nahm jegliche Empfindungen lediglich am Kopf wahr und empfand diese nicht als Ablenkung von der Therapie.

Harmonie zwischen den Therapiepartnern

Zum Ende der Befragung wurde erhoben, inwieweit die Studienpatienten die Interaktion mit dem Therapiepartner als harmonisch empfunden haben. Dieser Aspekt fand in der Vorlage von Fertonani et al. (2015) keine Berücksichtigung. Dennoch sollte eine Frage diesbezüglich einbezogen werden, um auf qualitativer Ebene ermitteln zu können, ob die Stimmung zwischen den Therapiepartnern einen Einfluss auf den Therapieeffekt haben könnte. Selbstverständlich fand die Befragung nicht im Beisein des Partnerpatienten statt, um beim Studienpatienten Antworttendenzen im Sinne der sozialen Erwünschtheit zu vermeiden.

Die Studienpatienten wurden demnach befragt, inwieweit sie die Interaktion mit dem Therapiepartner als angenehm/harmonisch empfunden haben. Antwortmöglichkeiten waren „sehr angenehm, angenehm, unangenehm, sehr unangenehm". Alle Studienpatienten bewerteten die Interaktion mit ihren jeweiligen Partnerpatienten in jeder der beiden Therapiewochen mit „sehr angenehm".

6 Diskussion der Ergebnisse

Die folgenden Ausführungen analysieren und interpretieren die zuvor beschriebenen Ergebnisse. Es werden mögliche Erklärungsansätze und Zusammenhänge präsentiert. Die Beschreibung gliedert sich in drei Unterkapitel und betrachtet zuerst die kombinierte Intervention aus nicht-invasiver Hirnstimulation und CIAT-COLLOC NK, anschließend den isolierten Effekt der Hirnstimulation und letztlich qualitative Erkenntnisse.

6.1 Effektivität der kombinierten Intervention

Zusammenfassend lässt sich in Bezug auf die kombinierte Intervention festhalten, dass alle drei Studienpatienten Übungseffekte für die Nomina Komposita aufweisen. Weiterhin zeigen zwei der drei Probanden (P01; P03) darüber hinaus Generalisierungseffekte der NK, die belegen, dass gelernte Inhalte auch auf neues Material übertragen werden können. Auch für die Verben lassen sich bei allen Patienten Übungseffekte finden. Generalisierungseffekte bleiben für diese Itemmenge aus. Die Chance darauf war jedoch auch sehr gering, da die Verben im Rahmen der kombinierten Intervention nicht im Fokus standen. Insgesamt kann die kombinierte Intervention demnach als effektiv betrachtet werden. Insbesondere ist dabei zu bedenken, dass die Therapie im Gegensatz zu vorherigen Arbeiten (Jacobs, 2013; Kleine-Katthöfer, 2012) nicht über 80 Minuten stattfand, sondern nur über 60 Minuten am Tag. Weiterhin ist der Behandlungszeitraum mit insgesamt zehn Einheiten recht kurz. Dass sich dennoch deutliche Verbesserungen in diversen sprachlichen Bereichen zeigen, ist besonders zufriedenstellend.

Der Patient 02 weist als einziger Proband keine Generalisierungseffekte für ungeübte Nomina Komposita auf. Auch die gesteigerten Leistungen für die geübten NK erreichen nur knapp statistische Signifikanz (p = .053). Ebenso verzeichnet er keine Verbesserungen im ANELT, die in den folgenden Absätzen noch thematisiert werden. Somit profitiert er im Vergleich zu den anderen beiden Patienten weniger von der Therapie. Niedrigere Ausgangswerte im AAT (Benennen/Sprachverständnis) können als Erklärung ausgeschlossen werden, da er mit seinen Ausgangswerten durchschnittliche Leistungen zeigt, die beispielsweise deutlich über den Ausgangswerten des Probanden 03 liegen. Dennoch profitiert P02 weniger. Folgende mögliche Erklärungsansätze bestehen: Die Betrachtung seiner allgemeinen Charakteristika (Alter, Schweregrad, Syndrom, time-post-Onset;

© Springer Fachmedien Wiesbaden GmbH, ein Teil von Springer Nature 2018
M. Schulte, *Die nichtinvasive Hirnstimulation in der Aphasietherapie*,
Best of Therapie, https://doi.org/10.1007/978-3-658-22571-1_6

neurologische Begleitstörungen) lässt vermuten, dass verschiedene Einflüsse sein Potenzial zur Leistungssteigerung begrenzen. Ein höheres Alter und ein höherer Schweregrad der Aphasie gelten als beeinträchtigende Faktoren für sprachliche Verbesserungen (Huber et al., 2006). Weiterhin hat das Syndrom einen Einfluss. Die Broca-Aphasie zeigt beispielsweise im Vergleich zur Wernicke oder Amnestischen Aphasie weniger günstige Rückbildungsverläufe (Huber et al., 2006). Dass das auslösende Ereignis bei P02 darüber hinaus bereits nahezu acht Jahre zurückliegt, hat ebenso einen negativen Einfluss auf das Potenzial zur Leistungssteigerung (Huber et al., 2006). Letztlich gelten auch neurologische Begleitstörungen (wie in diesem Fall die Sprechapraxie) als hemmende Faktoren im Hinblick auf sprachliche Rückbildungsprozesse (Huber et al., 2006). Diese Einflüsse könnten Ursache für die vergleichbar geringen Verbesserungen in den sprachsystematischen und kommunikativ-pragmatischen Leistungen sein.

Obwohl selbstverständlich auch die Verbesserungen für geübtes Material für die Patienten von großer Bedeutung sind, sollen die beobachteten Generalisierungseffekte besonders hervorgehoben werden. Frühere Arbeiten konnten bereits belegen, dass Therapien, deren Inhalte verhaltensrelevant gestaltet sind, einen begünstigenden Einfluss auf Prozesse der Generalisierung haben (Cherney et al., 2008; Grötzbach & Iven, 2009) Die vorliegenden Ergebnisse gliedern sich in die bereits bestehende Literatur ein und verweisen erneut auf das besondere Potenzial verhaltensrelevanter Therapieformen, wie der CIAT-COLLOC NK.

In vorherigen Arbeiten konnte darüber hinaus der besondere Effekt der CIAT-COLLOC /CIAT-COLLOC NK für kommunikativ-pragmatische Leistungen dargestellt werden (Jacobs, 2013; Kleine-Katthöfer, 2012). Auch die vorliegenden Ergebnisse zeigen Verbesserungen in den kommunikativ-pragmatischen Testverfahren an. So erzielten P01 und P03 statistisch signifikante Steigerungen für die A-Skala des ANELT. Für P01 und P02 kann außerdem festgehalten werden, dass der deutliche numerische Anstieg im CETI für gesteigerte kommunikativ-pragmatische Leistungen spricht. Da die verbesserten Leistungen im ANELT von der Probandin 01 jedoch über die zweite Therapiewoche nicht aufrechterhalten werden konnten und die Differenzen im CETI für P01 und P02 das gesetzte Signifikanzniveau nicht erreichen, müssen diese Ergebnisse noch mit Vorsicht betrachtet werden. Nichtsdestotrotz verweisen sie auf ein Potenzial der CIAT-COLLOC NK, das vielversprechend ist.

Stärkere Effekte für die kommunikativ-pragmatischen Leistungen hätten sich womöglich ergeben, wenn der Therapiezeitraum nicht auf zwei Wochen begrenzt gewesen wäre. Kleine-Katthöfer (2012) betont zu diesem Thema, dass gerade die Verbesserungen über das sprachsystematische Niveau hinaus längere Therapiezeit benötigen. Weiterhin könnte die Vergrößerung der vergleichbar kleinen Therapiegruppe einen besonderen Effekt für die kommunikativ-pragmatischen Leistungen haben. Innerhalb einer größeren Gruppe kommen andere Kommunikationswechsel auf als in der Kleingruppe von zwei Teilnehmenden. Hinzu kommt, dass eine größere Gruppe die Motivation anregen kann, wodurch wiederum Leistungsverbesserungen begünstigt werden (Huber et al., 2006). Letztlich bleibt stets die Diskussion darum, ob die momentan verfügbaren Testverfahren für kommunikativ-pragmatische Leistungen im Stande sind, zuverlässige und aussagekräftige Ergebnisse abzubilden (Stadie & Schröder, 2009). Diese Diskussion hält seit geraumer Zeit an, kam aber bisher noch zu keinem zufriedenstellenden Ergebnis. Erste Ansätze im Sinne des Szenariotests (Van der Meulen, van de Sandt-Koenderman, Duivenvoorden & Ribbers, 2010) nähern sich dieser Thematik, bedürfen jedoch der Weiterentwicklung und zunehmenden Absicherung.

Ein Einfluss, der auf die Ergebnisse sowohl im sprachsystematischen als auch im kommunikativ-pragmatischen Bereich gewirkt haben könnte, ist die Abänderung der Shaping-Stufen. So wie sie in der Arbeit von Jacobs (2013) verwendet wurden, konnten sie aufgrund abweichender Therapiezeiträume nicht übernommen werden. Demnach wurde auf die letzte Steigerung verzichtet, die eine Einbettung der Kollokation in einen Trägersatz verlangt. Gerade diese Steigerung gilt jedoch als wichtige Stufe, da auf diesem Niveau ein nahezu natürlicher Kommunikationsrahmen entsteht, der die sprachlichen Leistungen der Probanden besonders fordert (Jacobs, 2013). Indem diese Stufe vernachlässigt wurde, gestalteten sich die Anforderungen an die Probanden geringer und ein möglicherweise einschränkender Effekt auf die Leistungssteigerung kann nicht ausgeschlossen werden.

Für die Gesamtheit der Ergebnisse gilt es darüber hinaus zu bedenken, dass die Probanden dieser Studie während der Therapielaufzeit an den Standardtherapien auf der Aphasiestation der Universitätsklinik Aachen teilgenommen haben. Wie bereits erwähnt, wurde mit den behandelnden Therapeuten abgesprochen, dass der Wortabruf für Nomina Komposita nicht Inhalt der Standardtherapie sein soll. Ein möglicher Einfluss dieser Intervention ist jedoch nicht komplett auszuschließen.

Bevor abschließend der isolierte Effekt der CIAT-COLLOC NK beschrieben wird, soll unter dem Aspekt der kombinierten Intervention noch einem Betrachtungsbereich Aufmerksamkeit geschenkt werden, der bisher in keiner der Arbeiten zur CIAT-COLLOC (Jacobs, 2013; Kleine-Katthöfer, 2012) näher thematisiert wurde. Dabei handelt es sich um den Zusammenhang zwischen der Anzahl der Benennungen eines Items und dem Anstieg im Benennscore. Wie unter Gliederungspunkt *Einfluss der Benennhäufigkeit* bereits dargestellt, zeigt sich für keinen der drei Probanden ein aussagekräftiger Zusammenhang zwischen diesen beiden Faktoren. Dieses Ergebnis steht der aufgestellten Hypothese unter 3.1

entgegen und lässt vermuten, dass es sich bei der CIAT-COLLOC NK nicht um eine Benenntherapie handelt, der eine Item-spezifische Verarbeitung zugrunde liegt. In diesem Fall müsste sich eine deutliche Korrelation zwischen den Faktoren „Anzahl der rezeptiven und produktiven Verarbeitungen eines Items" und „Veränderung im Benennscore" zeigen. Vielmehr scheint es jedoch so zu sein, dass der gesteigerte Wortabruf einiger Items im Sinne einer ganzheitlichen Anregung einen positiven, generalisierenden Effekt auf andere Items hat, ohne dass diese zwangsläufig vermehrt in der Therapie behandelt werden müssen. Diese Vermutung kann durch die Theorie nach Schlenck, Schlenck und Springer (1995) untermauert werden, in der von einem ganzheitlichen Abrufen von Kollokationen berichtet wird. Dabei unterstützt eine enge Kollokation der Konstituenten den Wortabruf, da das syntaktische Strukturfragment folglich mit hoher Wahrscheinlichkeit ganzheitlich repräsentiert ist und demnach auch schneller abgerufen werden kann (Schlenck, Schlenck & Springer, 1995). Gerade dieser ganzheitliche Abruf von Kollokationen kann mit der CIAT-COLLOC NK angesprochen worden sein, sodass in der Folge nicht nur einzelne Items profitierten, sondern die Mehrheit dieser.

Sofern eine Aussage über die isolierte Effektivität der CIAT-COLLOC NK gemacht werden soll, dürfen lediglich die Shamphasen der einzelnen Studienteilnehmer betrachtet werden. Alle Probanden verbesserten ihre Leistungen auch in den Shamphasen, weshalb angenommen wird, dass die CIAT-COLLOC NK wirksam ist. Die Verbesserungen unter Sham sind jedoch nur für P01 (geübte NK) und P03 (geübte NK & geübte Verben) statistisch signifikant, sodass die Effektivität der CIAT-COLLOC NK für diese Patienten auch im Rahmen der vorliegenden Untersuchung sicher bestätigt werden kann. Dabei wird zudem verifiziert, dass die CIAT-COLLOC NK für verschiedene Syndrome und Schweregrade der Aphasie einsetzbar ist. Dies wurde in vorherigen Studien bereits untersucht (Jacobs, 2013; Kleine-Katthöfer, 2012) und kann mit den vorliegenden Ergebnissen erneut belegt werden. Es ist jedoch zu beachten, dass auch eine Shamstimulation psychologische Effekte bei den Probanden hervorrufen kann, die damit als Störvariablen gelten und die Ergebnisse möglicherweise beeinflussen.

6.2 Effektivität der Hirnstimulation

Für den Effekt der nicht-invasiven Hirnstimulation können die vorliegenden Ergebnisse wie folgt zusammengefasst werden: Die Probandin 01 zeigt für beide Itemmengen (Nomina Komposita, Verben) überlegene Leistungen in der Verumphase, die bestätigen, dass die nicht-invasive Hirnstimulation effektiv ist. Für den Proband 02 kann der Nutzen der Hirnstimulation für die Itemmenge der

Verben nachgewiesen werden. Der dritte Patient weist in beiden Phasen (Sham & Verum) deutliche Steigerungen in den Benennleistungen auf, wobei keine der Phasen der anderen überlegen und die Effektivität der Hirnstimulation für ihn in dieser Studie folglich nicht nachweisbar ist.

Zu den Probanden 02 und 03 bleiben demnach die Fragen offen, warum sie nur für eine Itemmenge (P02) bzw. für keine der Itemmengen (P03) von der Stimulation profitieren konnten. Ein möglicher Erklärungsansatz für beide Probanden könnte eine Plateaubildung sein, die im Folgenden näher beschrieben wird.

P02 zeigt lediglich für Verben einen signifikanten Effekt in der Verumphase. Diese Phase war für ihn die zweite Therapiewoche. In der ersten Woche hatte er sowohl seine Leistungen für Nomina Komposita als auch für Verben bereits verbessern können. Denkbar ist daher, dass er aufgrund seiner oben beschriebenen allgemeinen Charakteristika (Syndrom, Schweregrad, time post onset, Alter, neurologische Begleitstörung) mit der ersten Therapiewoche bereits ein Plateau der für ihn realistischen Leistung für Nomina Komposita erreicht hatte. Demnach war es für P02 möglicherweise weitaus schwieriger, im Rahmen der Verumstimulation der zweiten Therapiewoche eine signifikante Steigerung für NK zu erreichen. Dies wiederum könnte auch den gewechselten Fokus auf die Benennung von Verben erklären. Diese haben nach linguistischen Kriterien ein niedrigeres Anforderungsniveau und entsprachen demnach möglicherweise mehr dem Leistungsstand des Patienten.

Der hypothetische Erklärungsansatz dafür, dass P03 für keine der beiden Itemmengen von der Hirnstimulation profitiert, gestaltet sich wie folgt: Es könnte sein, dass er sowohl in der Verumphase als auch in der Shamphase aufgrund seiner deutlichen Motivation und seines Leistungswillen das für ihn maximal mögliche Leistungsplateau erzielte. Dabei ist hervorzuheben, dass er von allen drei Probanden die stärksten Verbesserungen im Rohwert für geübte Nomina Komposita und geübte Verben erreichte. Bemerkenswert ist, dass er im Vergleich zu den anderen beiden Patienten die schlechtesten Ausgangswerte für das Benennen und das Sprachverständnis zeigte. Eine solch starke Steigerung war demnach keineswegs zu erwarten, da davon auszugehen ist, dass Patienten mit schwächeren Ausgangswerten im Benennen und dem Sprachverständnis weniger von dem kommunikativen Austausch der CIAT-COLLOC NK profitieren können (Jacobs, 2013). Dieser Vermutung nach entsprächen die beachtlichen Verbesserungen für P03 seinem maximal möglichen Outcome, welches er über beide Therapiewochen aufrechterhalten konnte. Weiterhin besteht die Möglichkeit, die Ergebnisse des Probanden 03 vor psychologischem Hintergrund zu interpretieren. Dies würde thematisch an dieser Stelle jedoch zu weit führen, weshalb die Ausführungen in Kapitel 6.3 „Qualitative Beobachtungen" erfolgen.

Folgendes kann für die Effektivität der nicht-invasiven Hirnstimulation festgehalten werden: Dass zwei der drei Probanden signifikant von der Hirnstimulation profitieren konnten, ist sehr zufriedenstellend und lässt vermuten, dass eine größere Stichprobe zur vorliegenden Studie weitaus stärkere, statistisch signifikante Gruppeneffekte erbringen würde. Nichtsdestotrotz erwecken die Ergebnisse für diese vergleichbar kleine Stichprobe auch den Eindruck, dass verschiedene Faktoren einen Einfluss auf die Effektivität der Hirnstimulation haben könnten. Vor diesem Hintergrund sollen im Folgenden mögliche Einflussvariablen erläutert werden.

Anzumerken ist noch einmal, dass die Stimulation für alle drei Probanden über dem primärmotorischen Handareal appliziert wurde. Dabei konnte nicht für alle Probanden kontrolliert werden, ob sich innerhalb dieses Bereichs Läsionsgewebe befindet, da nur vereinzelt Ergebnisse bildgebender Untersuchungen vorlagen. Vor diesem Hintergrund ist nicht auszuschließen, dass auch über Läsionsgewebe stimuliert wurde. Der Effekt der tDCS kann damit beeinträchtigt und die Chance auf ein signifikantes Ergebnis herabgesetzt worden sein.

Weiterhin müssen für die Applikation der tDCS zeitliche Umgebungsfaktoren in Betracht gezogen werden. Die Erfahrungen der Berliner Arbeitsgruppe deuten darauf hin, dass vorausgegangene Stimulationen ebenfalls einen Einfluss auf die folgende tDCS haben (persönliche Korrespondenz mit R. Darkow, GAB-Tagung 2016). Mit Stimulation ist in diesem Fall weniger der Einsatz apparativer Stimulationsmethoden gemeint, als vielmehr Anregungen wie Therapien, intensive Gespräche oder äußere Einflüsse über Kommunikationsmedien (Radio, Fernsehen). So betonte Darkow (persönliche Korrespondenz, GAB-Tagung 2016), dass eine Voraktivierung (beispielsweise Sprachtherapie) in Kombination mit einer darauffolgenden online-atDCS zu einer vorübergehenden synaptischen Hemmung führt, die die Einspeicherung neuen Wissens beeinträchtigt. Diesen Prozess, das sogenannte „Gating", gilt es möglichst zu kontrollieren. Der Zeitpunkt der Therapie ließ sich für die Durchführung auf der Aphasiestation jedoch nicht frei bestimmen. Die kombinierte Intervention konnte aufgrund vorheriger Therapien meist erst zum Ende des Therapietages angesetzt werden, sodass eine vorherige Aktivierung unvermeidbar war. Inwieweit der von Darkow beschriebene Effekt in der vorliegenden Studie als konfundierende Variable gilt, kann nicht festgestellt werden. Folgestudien könnten diese Hinweise jedoch in ihrer Studienplanung berücksichtigen.

Frühere Arbeiten zur CIAT-COLLOC und deren Variation haben einen sogenannten Abfolgeeffekt in der Therapie beschrieben (Kleine-Katthöfer, 2012; Jacobs, 2013). Damit ist gemeint, dass Lerneffekte in der ersten Woche einer neuen Therapie stets größer sind als in darauffolgenden Wochen. Als Grund dafür gilt vor allem eine gesteigerte Motivation der ersten Woche, die auf das neue

Material und die (vorerst unbekannte) Therapieform zurückzuführen ist (Jacobs, 2013). Ein solcher Abfolgeeffekt lässt sich auch für die vorliegende Stichprobe nicht ausschließen, wodurch die Effektivität der ersten Phase möglicherweise gesteigert wurde. Eine statistische Abklärung des Effekts macht für das verwendete Design jedoch wenig Sinn, da die entsprechenden Phasen unter Beeinflussung der Hirnstimulation standen.

Ein weiterer Einflussfaktor, der Beachtung finden muss, ist die Fernwirkung der tDCS. Die tDCS wirkt nie rein fokal, sondern breitet sich stets über den Schädel aus. Der Weg, den der Stromfluss dabei nimmt, ist grob durch die Referenzelektrode festgelegt, jedoch in andere Richtungen unbegrenzt. Vor diesem Hintergrund ist der exakte Weg des Stromflusses schwer nachvollziehbar (Stagg & Nitsche, 2011). Daher könnte lediglich durch eine parallele MRT-Messung (intrascanner-tDCS) bestimmt werden, welche weiteren Areale in ihrer Effektivität moduliert werden. Aufgrund des hohen finanziellen Aufwands einer solchen Messung sind diese jedoch noch selten. Es bedarf weiterer Untersuchungen, inwiefern die Wirkung der tDCS auf assoziierte Areale wirkt und welche Netzwerke möglicherweise zusätzlich angesprochen werden. Eventuell wird damit auch ersichtlich, welche Bedeutung der Diskussion um den idealen Stimulationsort demnach noch beizumessen ist (Darkow, 2011).

Unverkennbar ist, dass der Einsatz der tDCS stets vielfältigen Einflüssen unterliegt. Nichtsdestotrotz können die hier vorgestellten Ergebnisse als Hinweise dafür angesehen werden, dass die tDCS im Rahmen eines kommunikativ-pragmatischen Therapieansatzes Wirkung zeigt.

Ein Aspekt, der mit dem vorliegenden Design nicht näher beleuchtet werden kann, ist die Stabilität der Leistungen. Eine Überprüfung der Langfristigkeit der Erfolge ist an dieser Stelle zwar grundsätzlich möglich, aber nicht aussagekräftig, da jeder Proband innerhalb einer der beiden Therapiewochen die Verumstimulation erhalten hat und demnach keine Kontrollgruppe ohne Stimulation besteht. Somit können die Bedingungen „Stabilität der Verbesserungen nach tDCS" und „Stabilität der Verbesserung ohne tDCS" im Rahmen dieser Studie nicht gegenübergestellt werden. Nachdem die Langfristigkeit der Erfolge des tDCS-Einsatzes lange Zeit wenig Beachtung fand oder nur im Rahmen von kurzen Follow-up-Zeiträumen (circa vier Wochen) aufgegriffen wurde, bestehen nun neue Erkenntnisse. In der aktuellen Studie der Berliner Arbeitsgruppe wird folgendes ersichtlich (Meinzer, 2016; S.1160):

„Indeed, long-term effects of tDCS 6 months after the end of the intervention were larger than the immediate post-training effects for all outcome measures."

Für Folgestudien lohnt es sich demnach, diesen Aspekt zu beleuchten. Sofern die Effekte in der Konsolidierungsphase auch in weiteren Studien bestätigt werden

können, ließe sich dem Einsatz der tDCS in der Behandlung chronischer Aphasiker ein außerordentliches Potenzial zusprechen.

Qualitative Beobachtungen

Die qualitativen Erhebungen zeigen, dass eine erfolgreiche Verblindung der
Probanden für diese Studie angenommen werden kann. Lediglich P01 schätzte
die Reihenfolge der Interventionsphasen korrekt ein. Die Vorgaben zur Verblindung und die Erhebung der individuellen Einschätzungen der Probanden sollten
für Folgestudien beibehalten werden. Ein weiterer Gewinn an Qualität wäre die
Verblindung der Testleiter, die in dieser Studie nicht gänzlich erfüllt werden
konnte. Dies sollte für Folgestudien als Ziel gelten.

An dieser Stelle werden noch einmal die Leistungen des Probanden 03 aufgegriffen, für die unter 6.2 bereits erste Erklärungsansätze angeführt wurden. Dass P03
in seiner Shamphase ähnlich stark von der kombinierten Intervention profitierte,
wie in der vorherigen Verumphase, lässt sich möglicherweise aufgrund eines
Placeboeffekts erklären. Im Rahmen der Befragung zur Verblindung gab der
Proband an, dass er die Stimulationsart in der ersten Woche nicht sicher einschätzen könne. Für die darauffolgende Woche gab er an, eine Verumstimuation
erhalten zu haben. Tatsächlich hatte er jedoch in seiner zweiten Therapiewoche
eine Shamstimulation erhalten. Demnach kann die Hypothese aufgestellt werden,
dass seine verstärkten Leistungen in der Shamphase darauf zurückzuführen sind,
dass er in Erwartung einer Verumstimulation mit höherer Motivation an der
Therapie teilnahm und seine Leistungen entsprechend verbessern konnte. Diese
Hypothese lässt sich nicht statistisch belegen, weshalb sie an dieser Stelle lediglich als ein möglicher Erklärungsansatz für die ähnlichen Leistungssteigerungen
in Verum- und Shamphase dienen soll.

Für die vorliegende Studie kann angenommen werden, dass die Harmonie innerhalb der Therapiepaare nicht als stark konfundierende Variable gilt. Alle Studienpatienten haben die Interaktion in der Therapiesituation als sehr angenehm
empfunden, wodurch zumindest ein negativer Einfluss der Gruppenkonstellation
ausgeschlossen werden kann. Dass die Therapiepartner sich im Rahmen einer
besonders harmonischen Therapiesituation positiv beeinflusst haben, kann jedoch nicht ausgeschlossen werden. Die weitestgehende Kontrolle dieses Faktors
scheint sinnvoll, um Ungleichheiten zwischen den Therapiepaaren und negative
Einflüsse innerhalb der Paare entgegenzuwirken. Diesbezüglich sollte die vorherige Planung der Therapiepaare mit den Studienpatienten beibehalten werden.
Der Frage nachzugehen, wie harmonisch die Therapie von den Patienten empfunden wurde, gilt auch für Folgestudien als lohnenswert.

7 Chancen & Herausforderungen für die weitere Forschung

In der Kombination einer nicht-invasiven Hirnstimulationsmethode und einem kommunikativ-pragmatischen Therapiekonzept stellt die größte Herausforderung die Kontrolle der diversen Einflussfaktoren dar. So haben die vorangegangenen Kapitel versucht, die Fülle an Faktoren aufzugreifen, die einen Einfluss auf die tDCS, die CIAT-COLLOC NK und das Zusammenspiel dieser haben.

Auf der Seite der tDCS sind das unter anderem der Stimulationsort, die Stimulationsdauer, die Elektrodenplatzierung, die Voraktivierung des neuronalen Netzwerks. Gleiches gilt für die CIAT-COLLOC NK. Dabei nehmen die Gruppengröße, die Shapingstufen, die Hilfestellungen, das Material, ein möglicher Abfolgeeffekt und viele andere Faktoren einen Einfluss. Über all diesen Faktoren stehen die teilnehmenden Patienten, die eigene, sehr spezifische Charakteristika, wie das Geschlecht, das Alter, den Bildungsstand, die Aphasieform, den Schweregrad der Aphasie und unzählige weitere Faktoren, mit sich bringen.

Die beschriebenen drei Komponenten prägen die entstehende Therapiesituation. Dabei haben insbesondere die Charakteristika der Patienten Einfluss auf das kommunikative Setting der CIAT-COLLOC NK. Unterschiedliche Geschlechter, Altersgruppen, Gruppengrößen, berufliche Hintergründe und Charaktere lassen verschiedene Therapiesituationen und damit auch verschiedene Interventionen entstehen. Ein zuverlässiges Maß für eine besonders hohe oder niedrige kommunikative Therapieinteraktion gibt es nicht. Hinzu kommt die nicht-invasive Hirnstimulation, deren Effektivität ebenfalls von den Charakteristika der Patienten bestimmt wird. Unterschiedliche Läsionsorte und -größen, das Potenzial zur Neuroplastizität und Gedächtniskonsolidierung und psychologische Reaktionen der Patienten auf die Hirnstimulation haben einen Einfluss auf den Effekt der tDCS.

Weiterhin beeinflussen die Rekrutierungsmöglichkeiten den Studienverlauf maßgeblich. Obwohl die Neuropsychologische Therapiestation (Aphasiestation) der Universitätsklinik Aachen in Deutschland einzigartig ist und beste Voraussetzungen zur Rekrutierung chronischer Aphasiker bietet, mussten verschiedene vorherige Settings des Studiendesigns erheblich abgeändert werden. Es stellte eine große Herausforderung dar, Patienten mit den passenden Einschlusskriterien und entsprechende Partnerpatienten zu finden, deren Aufenthaltszeitraum sich überschnitt.

© Springer Fachmedien Wiesbaden GmbH, ein Teil von Springer Nature 2018
M. Schulte, *Die nichtinvasive Hirnstimulation in der Aphasietherapie*,
Best of Therapie, https://doi.org/10.1007/978-3-658-22571-1_7

Die Motivation der Forschung besteht nun in der vorerst scheinbar unlösbaren Aufgabe, Aussagen über dieses komplexe Konstrukt aus Patient, Therapiemethode und nicht-invasiver Hirnstimulation zu treffen. Aussichtsreich erscheint die Herangehensweise, die Prof. Michael Nitsche Anfang Oktober 2016 im Rahmen des Vortrags der International Research Training Group in Aachen vorgestellt hat. Seiner Meinung nach sollten Forscher aktuelle Studienerkenntnisse aufmerksam begleiten und die Parameter etablieren, die durch vorherige Studien als gesichert gelten. Die ständige Veränderung mehrerer Parameter für neue Studien führe nicht zum gewünschten Ziel.

8 Fazit und Ausblick

Im Einklang mit der Empfehlung von Prof. Nitsche wurden für die vorliegende Untersuchung zwei Methoden kombiniert, die isoliert bereits überzeugende Effektivitätsnachweise liefern konnten. Für die Umsetzung der CIAT-COLLOC NK und die Anwendung der tDCS dienten bestehende Parameter aus früheren Arbeiten als Orientierung (Flöel, 2012; Jacobs, 2013). In der gemeinsamen Anwendung wurden sie erstmals erprobt.

Die Ergebnisse der Studie verweisen auf ein eindeutiges Potenzial der Kombination aus kommunikativ-pragmatischem Therapiekonzept und transkranieller Gleichstromstimulation. Alle drei teilnehmenden Patienten haben von der kombinierten Intervention profitiert. Für zwei der drei Probanden ließen sich die signifikanten Steigerungen im Wortabruf zudem eindeutig auf den Effekt der Hirnstimulation zurückführen. Verbesserungen über das sprachsystematische Niveau hinaus, die ebenfalls von zwei der drei Probanden gezeigt wurden, stützen die Wirksamkeit der Intervention. Die kommunikativ-pragmatischen Verbesserungen lassen sich vermutlich auf den Einsatz eines verhaltensrelevanten Therapiekonzepts im Rahmen des tDCS-Einsatzes zurückführen. Damit handelt es sich um eine Kombination, die im aktuellen Forschungsdiskurs bisher noch wenig Beachtung gefunden hat. Sie gilt jedoch als besonders vielversprechend in der Rehabilitation chronischer Aphasiker und sollte das übliche Benenntraining im Einsatz mit der tDCS für diese Studie ersetzen.

Diese ersten Hinweise auf die Effektivität der Kombination müssen nun im Rahmen von Folgestudien an einer größeren Stichprobe bestätigt und etabliert werden. Vor dem Hintergrund der anfänglichen Schwierigkeiten im Zuge der Rekrutierung kann festgehalten werden, dass die Studie in der hier vorgestellten Konzeption an der klinischen Situation orientiert ist und so in folgenden Arbeiten mit guten Aussichten auf eine aussagekräftige Stichprobengröße eingesetzt werden kann. Die Durchführung der Studie an verschiedenen Standorten im Sinne eines Forschungsverbundes wäre diesbezüglich vermutlich aussichtsreich. Im Rahmen einer größeren Stichprobe wäre es möglich, die Vorteile des Cross-Over-Designs in der Beschreibung von Reihenfolgeeffekten auszunutzen. Variationen der vorgestellten Studie könnten zudem in einer größeren Therapiegruppe bestehen. Ebenfalls ließe sich der Interventionszeitraum erweitern. Diese Veränderungen könnten vermutlich stärkere Nachweise für die Effektivität der kombinierten Intervention erbringen. Darüber hinaus sollten Folgestudien zukünftig auch die Stabilität der Erfolge messen, da diesbezüglich ein beachtliches Potenzial der tDCS beschrieben wurde (Meinzer et al., 2016).

© Springer Fachmedien Wiesbaden GmbH, ein Teil von Springer Nature 2018
M. Schulte, *Die nichtinvasive Hirnstimulation in der Aphasietherapie*,
Best of Therapie, https://doi.org/10.1007/978-3-658-22571-1_8

Der Einsatz neuer Technologien in der Gesundheitsversorgung ist längst kein Neuland mehr. Mit der zunehmenden Digitalisierung der Gesellschaft sind Stichworte wie „Gesundheits-Applikationen (Apps)" oder „Online-Gesundheitsportale" keine Fremdwörter mehr. Zudem konfrontieren die bevorstehenden Jahrzehnte das Gesundheitssystem mit zunehmenden Herausforderungen. Menschen überstehen lebensgefährliche Erkrankungen (wie beispielsweise den Schlaganfall) erfreulicherweise immer häufiger, sie bedürfen dann jedoch intensiver Behandlung und Rehabilitation. Dieser Aufgabe ist das Gesundheitssystem momentan weder personell noch finanziell gewachsen, weshalb der Einsatz unterstützender Therapiemethoden besonders aussichtsreich erscheint. Dabei gilt es, auf Seiten des Patienten und des Behandelnden Barrieren diesen Methoden gegenüber abzubauen, um deren Potenziale in der Rehabilitation nach Schlaganfall nutzen zu können. Zu diesem Ziel bedarf es jedoch dringend der weiteren Absicherung dieser unterstützenden Technologien. Nachfolgende Forschungsarbeiten sollten demnach insbesondere die Sicherheit und Effektivität der Methoden überprüfen und die Vielfalt der verschiedenen Einflussfaktoren in den Fokus der Betrachtung rücken.

Literaturverzeichnis

Baker, J., Rorden, C. & Fridriksson, J. (2010). Using transcranial direct-current stimulation to treat stroke patients with aphasia. Stroke, 41, 1229–1236.

Barthel, G., Meinzer, M., Djundja, D. & Rockstroh, B. (2008). Intensive language therapy in chronic aphasia: Which aspects contribute most?. Aphasiology, 22(4), 408–421.

Barthel, G. (2005). Modellorientierte Sprachtherapie und Aachener Sprachanalyse: Evaluation bei Patienten mit chronischer Aphasie. PhD thesis, Fachbereich Psychologie, Universität Konstanz.

Baumgärtner, A., Grewe, T., Ziegler, W., Flöel, A., Springer, L., Martus, P. & Breitenstein, C. (2013). FCET2EC (From controlled experimental trial to = 2 everyday communication): How effective is intensive integrative therapy for stroke-induced chronic aphasia under routine clinical conditions? A study protocol for a randomized controlled trial. Trials, 14, 308. doi: 10.1186/1745-6215-14-308.

Berthier, M.L., Green, C., Lara, J.P., Higueras, C., Barbancho, M.A., Dávila, G. & Pulvermüller, F. (2009). Memantine and Constraint-Induced Aphasia Therapy in Chronic Poststroke Aphasia. Annals of Neurology, 65(5), 577-585. doi: 10.1002/ana.21597.

Bhogal, S.K., Teasell R. & Speechley M. (2003). Intensity of Aphasia Therapy, Impact Recovery. Stroke, 34, 987-993. doi: 10.1161/01.STR.0000062343.64383D0

Bilda, K., Mühlhaus, J. & Ritterfeld, U. (2016). Neue Technologien in der Sprachtherapie (1.Aufl.). Stuttgart: Thieme.

Blomert, L., Kean, M.L., Koster, C. & Schokker, J. (1994). Amsterdam-Nijmegen everyday language test: construction, reliability and validity. Aphasiology, 8(4), 381-407, doi: 10.1080/02687039408248666

Bortz, J. & Schuster, C. (2010). Statistik für Human- und Sozialwissenschaftler (7.Aufl.). Berlin: Springer.

Breier, J.I., Juranek, J., Maher, L.M., Schmadeke, S., Men, D. & Papanicolaou, A.C. (2009). Behavioral and Neurophysiologic Response to Therapy for Chronic Aphasia. Archives of Physical Medicine and Rehabilitation, 90(12), 2026-2030. doi: 10.1016/j.apmr.2009.08.144.

Breitenstein, C., Grewe, T., Flöel, A., Ziegler, W., Springer, L., Martus, P., Huber, W., Willmes, K., Ringelstein, E. B., Haeusler, K. G., Abel, S., Glindemann, R., Domahs, F., Regenbrecht, F., Schlenck, K.-J., Thomas, M., Obrig, H., de Langen, E., Rocker, R., Wigbers, F., Rühmkorf, C., Hempen, I., List, J., & Baumgaertner, A. with the FCET2EC study group. (2016). Intensive speech and language therapy improves everyday verbal communication in chronic post-stroke aphasia: A prospective randomised controlled healthcare trial (FCET2EC). Lancet (accepted for publication on November 1, 2016).

Cherney, L., Patterson, J., Raymer, A., Frymark, T. & Schooling, T. (2008). Evidence-Based Systematic Review: Effects of Intensity of Treatment and Constraint-Induced

© Springer Fachmedien Wiesbaden GmbH, ein Teil von Springer Nature 2018
M. Schulte, *Die nichtinvasive Hirnstimulation in der Aphasietherapie,*
Best of Therapie, https://doi.org/10.1007/978-3-658-22571-1

Language Therapy for Individuals With Stroke-Induced Aphasia. Journal of Speech, Language, and Hearing Research, 51, 1282–1299.

Cohen, J. (1988). Statistical power analysis for the behavioral sciences (2. Aufl.). New York: Erlbaum.

Darkow, R. (2011). Aphasische Benenntherapie unter Anwendung von repetitiver transkranieller Gleichstromstimulation (tDCS): Eine Placebo-kontrollierte, randomisierte, multiple Einzelfallstudie. Masterarbeit an der RWTH Aachen University.

Darkow, R., Martin, A., Würtz, A., Flöel, A. & Meinzer, M. (2016). Transcranial Direct Current Stimulation Effects on Neural Processing in Post-Stroke Aphasia. Human Brain Mapping, 38(3), 1518-1531. doi: 10.1002/hbm.23469

Datta, A., Baker, J.M., Bikson, M. & Fridriksson, J. (2011). Individualized model predicts brain current flow during transcranial direct-current stimulation treatment in responsive stroke patient. Brain Stimulation, 4, 169–174. doi:10.1016/j.brs.2010.11.001.

De Aguiar, V., Paolazzi, C.L. & Micelli, G. (2015). tDCS in post-stroke aphasia: The role of stimulation parameters, behavioral treatment and patient characteristics. Cortex, 63, 296-316. doi: 10.1016/j.cortex.2014.08.015.

Deutsche Gesellschaft für Neurologie (DGN). (2012). Rehabilitation aphasischer Störungen nach Schlaganfall. Verfügbar unter: www.dgn.org/component/content/article/45-leitlinien-der-dgn-2012/2434-ll-92-2012%20rehabilitation-aphasischer-stoerungen-nach-schlaganfall.html?q=aphasie+leitlinie [28.02.17]

Deutsches Institut für Medizinische Dokumentation und Information (DIMDI). (2005). Internationale Klassifikation der Funktionsfähigkeit, Behinderung und Gesundheit. Verfügbar unter: http://www.dimdi.de/dynamic/de/klassi/downloadcenter/icf/endfassung/ [13.02.17]

Fermandois, E. (2000). Wittgenstein – das Bild der Sprachspiele. In Fermandois, E., Sprachspiele, Sprechakte, Gespräche: eine Untersuchung der Sprachpragmatik (16-18). Würzburg: Königshausen & Neumann.

Fertonani, A., Ferrari, C. & Miniussi, C. (2015). What do you feel if I apply transcranial electric stimulation? Safety, sensations and secondary induced effects. Clinical Neurophysiology, 126, 2181-2188. doi: 10.1016/j.clinph.2015.03.015

Fink, G., Grefkes, C. & Weiss, P.H. (2016). New hope for ameliorating stroke-induced deficits?. Brain, 139, 1002-1013. doi: 10.1093/brain/aww034

Fiori, V., Coccia, M., Marinelli, C.V., Vecchi, V., Bonifazi, S., Ceravolo, M.G., Provinciali, L., Tomaiuolo, F. & Marangolo, P. (2011). Transcranial Direct Current Stimulation Improves Word Retrieval in Healthy and Nonfluent Aphasic Subjects. Journal of Cognitive Neurosciences, 23, 2309-2323.

Flöel, A. (2012). Non-invasive brain stimulation and language processing in the healthy brain. Aphasiology, 26, 1082-1102. doi: 10.1080/02687038.2011.589892

Flöel, A. (2014). tDCS-enhanced motor and cognitive function in neurological diseases. Neuroimage, 85, 934–947. doi: 10.1016/j.neuroimage.2013.05.098

Flöel, A., Meinzer, M., Kirstein, R., Nijhof, S., Deppe, M., Knecht, S. & Breitenstein, C. (2011). Short-Term Anomia Training and Electrical Brain Stimulation. Stroke, 42, 2065-2067. doi: 10.1161/STROKEAHA.110.609032

Fregni, F., Nitsche, M.A., Loo, C.K., Brunoni, A.R., Marangolo, P., Leite, J., Carvalho, S., Bolognini, N., Caumo, W., Paik, N.J., Simis, M., Ueda, K., Ekhitari, H., Luu, P., Tucker, D.M., Tyler, W.J., Brunelin, J., Datta, A., Juan, C.H., Venkatasubramanian, G., Boggio, P.S. & Bikson, M. (2015). Regulatory Considerations for the Clinical and Research Use of Transcranial Direct Current Stimulation (tDCS): review and recommendations from an expert panel. Clinical Research and Regulatory Affairs, 32(1), 22-35. doi: 10.3109/10601333.2015.980944

Fridriksson, J. (2011). Measuring and inducing brain plasticity in chronic aphasia. Journal of Communication Disorders, 44(5), 557-563. doi: 10.1016/j.jcomdis.2011.04.009.

Gandiga, P.C., Hummel, F.C. & Cohen, L.G. (2006). Transcranial DC stimulation (tDCS): A tool for double-blind sham-controlled clinical studies in brain stimulation. Clinical Neurophysiology, 117 (4), 845-850. doi: 10.1016/j.clinph.2005.12.003

Grötzbach, H. & Iven, C. (2009). ICG in der Sprachtherapie – Umsetzung und Anwendung in der logopädischen Praxis (1.Aufl.). Idstein: Schulz-Kirchner.

Hesse, S., Werner, C., Schonhardt, E.M., Bardeleben, A., Jenrich, W. & Kirker, S.G. (2007). Combined transcranial direct current stimulation and robot-assisted arm training in subacute stroke patients: a pilot study. Restorative Neurology and Neuroscience, 25, 9–15.

Hilari, K., Byng, S., Lamping, D.L. & Smith, S.C. (2003). Stroke and Aphasia Quality of Life Scale-39 (SAQOL-39) Evaluation of Acceptability, Reliability, and Validity. Stroke, 34, 1944-1950. doi: 10.1161/01.STR.0000081987.46660.ED

Huber, W., Poeck, K. & Springer, L. (2006). Klinik und Rehabilitation der Aphasie (1.Aufl.). Stuttgart: Georg Thieme.

Huber, W., Poeck, K., Weniger, D. & Willmes, K. (1983). Der Aachener Aphasie Test. Göttingen: Hogrefe

Jacobs, N., Kleine-Katthöfer, M., Huber, W., Willmes, K. & Schattka, K. (2016). CIAT-COLLOC Therapiedurchführung und Evaluation Nomina Komposita. Idstein: Schulz-Kirchner.

Jacobs, N. (2013). CIAT- COLLOC NK Ein Therapieprogramm zur Verbesserung des Wortabrufs von Nomina Komposita im gruppen- vs. einzeltherapeutischen Setting. Masterarbeit an der RWTH Aachen University.

Kleine-Katthöfer, M. (2012). CIAT-COLLOC: Eine Evaluation im einzel- und gruppentherapeutischen Setting auf sprachsystematischer und pragmatisch-kommunikativer Ebene. Masterarbeit an der RWTH Aachen University.

Kleine-Katthöfer, M., Jacobs, N., Willmes, K., Huber, W. & Schattka, K. (2013). CIAT mal anders: Kollokationen im Paar- und Quartettformat (CIAT-COLLOC) Eine Evaluation sprachsystematischer und pragmatisch-kommunikativer Aspekte bei aphasischen Patienten in Einzel- und Gruppentherapie. Forum Logopädie, 6, 18-22.

Kurland, J., Baldwin, K. & Tauer, C. (2010). Treatment- induced neuroplasticity following intensive naming therapy in a case of chronic Wernicke's aphasia. Aphasiology, 24(6-8), 737-751. doi: 10.1080/02687030903524711

Lindenberg, R., Nachtigall, L., Meinzer, M., Sieg, M.M. & Flöel, A. (2013). Differential effects of dual and unihemispheric motor cortex stimulation in older adults. Journal of Neuroscience, 33(21), 9176 –9183. doi: 10.1523/JNEUROSCI.0055-13.2013

Lomas, J., Pickard, L., Bester, S., Elbard, H., Finlayson, A. & Zoghaib, C. (1989). The Communicative Effectiveness Index: Development and psychometric evaluation of a functional communication measure for adult aphasia. Journal of Speech and Hearing Disorders, 54, 113-124.

Maher, L., Kendall, D., Swearengin, J., Rodriguez, A., Leon, S., Pingel, K., Holland, A., & Gonzales Rothi, L. J. (2006). A pilot study of use-dependent learning in the context of Constraint Induced Language Therapy. Journal of the International Neuropsychological Society, 12, 843-852. doi: 10.1017/S1355617706061029

Marangolo, P., Fiori, V., Di Paola, M., Cipollari, S., Razzano, C., Oliveri, M & Caltagirone, C. (2013). Differential involvement of the left frontal and temporal regions in verb naming: A tDCS treatment study. Restorative Neurology and Neuroscience, 31, 63–72. doi: 10.3233/RNN-120268

Marangolo, P., Fiori, V., Campana, S., Calpagnano, M.A., Razzano, C., Caltagirone, C. & Marini, A. (2014). Something to talk about: Enhancement of linguistic cohesion through tdCS in chronic non fluent aphasia. Neuropsychologia, 53, 246-256. doi: 10.1016/j.neuropsychologia.2013.12.003

Meinzer, M., Breitenstein, C., Westerhoff, U., Sommer, J., Rosser, N., Rodriguez, A.D., Harnish, S., Knecht, S. & Flöel, A. (2011). Motor cortex preactivation by standing facilitates word retrieval in aphasia. Neurorehabilitation and Neural Repair, 25(2), 178-187. doi: 10.1177/1545968310376577

Meinzer, M., Darkow, R., Lindenberg, R. & Flöel, A. (2016). Electrical stimulation of the motor cortex enhances treatment outcome in post-stroke aphasia. Brain, 139(4), 1152-1163. doi: 10.1093/brain/aww002

Meinzer, M., Djundja, D., Barthel, G., Elbert, T. & Rockstroh, B. (2005). Long-Term Stability of Improved Language Functions in Chronic Aphasia After Constraint-Induced Aphasia Therapy. Stroke, 36(7), 1462-1466. doi: 10.1161/01.STR.000016 9941.29831.2a

Meinzer, M., Elbert, T., Wienbruch, C., Djundja, D., Barthel, G. & Rockstroh, B. (2004). Intensive language training enhances brain plasticity in chronic Aphasia. Bio Med Central Biology, 2(20). doi: 10.1186/1741-7007-2-20

Meinzer, M., Flaisch, T., Breitenstein, C., Wienbruch, C., Elbert, T. & Rockstroh, B. (2008). Functional re-recruitment of dysfunctional brain areas predicts language recovery in chronic aphasia. Neuroimage, 39(4), 2038-2046. doi: 10.1016/j.neuroimage.2007.10.008

Meinzer, M., Lindenberg, R., Sieg, M.M., Nachtigall, L., Ulm, L. & Flöel, A. (2014). Transcranial direct current stimulation of the primary motor cortex improves wordretrieval in older adults. Frontiers in Aging Neuroscience 23(6), 253. doi: 10.3389/fnagi.2014.00253

Meinzer, M., Rodriguez, A.D. & Gonzalez Rothi, L.J. (2012). The first decade of research on constrained-induced treatment approaches for aphasia rehabilitation. Archives of Physical Medicine and Rehabilitation, 93, 35-45. doi: 10.1016/j.apmr.2011.06.040.

Mohr, B., Difrancesco, S., Harrington, K., Evans, S. & Pulvermüller, F. (2014). Changes of right-hemispheric activation after constraint-induced, intensive language action therapy in chronic aphasia: fMRI evidence from auditory semantic processing. Frontiers in Human Neuroscience 8, 919. doi: 10.3389/fnhum.2014.00919

Monti, A., Ferrucci, R., Fumagalli, M., Mameli, F., Cogiamanian, F., Ardolino, G. & Priori, A. (2013). Transcranial direct current stimulation (tDCS) and language. Journal of Neurology, Neurosurgery and Psychiatry, 84(8), 832-842. doi: 10.1136/jnnp-2012-302825

Neininger, B., Pulvermüller, F., Elbert, T., Rockstroh, B. & Mohr, B. (2004) Intensivierung, Fokussierung und Verhaltensrelevanz als Prinzipien der Neuropsychologischen Rehabilitation und ihre Implementation in der Therapie chronischer Aphasie. Zeitschrift für Neuropsychologie, 15, 3. S.219-232.

Nickels, L. & Osborne, A. (2016). Constraint Induced Aphasia Therapy: Volunteer-led, unconstrained and less intense delivery can be effective. NeuroRehabilitation, 39(1), 97-109. doi: 10.3233/NRE-161341

Nitsche, M.A., Cohen, L.G., Wassermann, E.M, Priori, A., Lang, N., Antal, A., Paulus, W., Hummel, F., Boggio, P.S., Fregni, F., Pascual-Leone, A. (2008). Transcranial direct current stimulation: State of the art 2008. Brain Stimulation, 1, 206-223. doi: 10.1016/j.brs.2008.06.004

Nitsche, M.A., Liebetanz, D., Lang, N., Antal, A., Tergau, F. & Paulus, W. (2003). Safety criteria for transcranial direct current stimulation (tDCS) in humans. Clinical Neurophysiology, 114, 2220-2222. doi: 10.1016/S1388-2457(03)00235-9

Otal, B., Olma, M.C., Flöel, A. & Wellwood, I. (2015). Inhibitory non-invasive brain stimulation to homologous language regions as an adjunct to speech and language therapy in post-stroke aphasia: a meta-analysis. Frontiers in Human Neuroscience, 9, 236. doi: 10.3389/fnhum.2015.00236

Pulvermüller, F. & Berthier, M.L. (2008). Aphasia therapy on a neuroscience basis. Aphasiology, 22, 563–599. doi: 10.1080/02687030701612213

Pulvermüller, F. & Fadiga, L. (2010). Active perception: sensorimotor circuits as a cortical basis for language. Nature Reviews Neuroscience, 11(5), 351-360. doi: 10.1038/nrn2811

Pulvermüller, F., Neininger, B., Elbert, T., Mohr, B., Rockstroh, B., Koebbel, P. & Taub, E. (2001). Constraint-Induced Therapy of Chronic Aphasia After Stroke. Stroke, 32, 1621-1626. doi: 10.1161/01.STR.32.7.1621

Robert Koch-Institut. (2015). Gesundheit in Deutschland. Verfügbar unter: http://www.rki.de/DE/Content/Gesundheitsmonitoring/Gesundheitsberichterstattun g/GBEDownloadsGiD/2015/02_gesundheit_in_deutschland.pdf;jsessionid=0A41A D2E53AB7138E8E423E7947E9F5B.2_cid290?__blob=publicationFile [03.03.17]

Santos, M.D., Gagliardi, R.J., Mac-Kay, A.P., BoggioI, P.S., LianzaV, R. & Fregni, F. (2013). Transcranial direct-current stimulation induced in stroke patients with aphasia: a prospective experimental cohort study. Sao Paulo Medical Journal, 131(6), 422-426. doi: 10.1590/1516-3180.2013.1316595

Schlenck, C., Schlenck, K. J. & Springer, L. (1995). Die Behandlung des schweren Agrammatismus. Stuttgart: Georg Thieme.

Shah-Basak, P.P., Norise, C., Garcia, G., Torres, J., Faseyitan, O. & Hamilton, R. (2015). Individualized treatment with transcranial direct current stimulation in patients with chronic non-fluent aphasia due to stroke. Frontiers in Human Neuroscience, 9, 201. doi: 10.3389/fnhum.2015.00201

Stadie, N. & Schröder, A. (2009). Kognitiv orientierte Sprachtherapie Methoden Material und Evaluation für Aphasie, Dyslexie und Dysgraphie (1.Aufl.). München: Elsevier Urban & Fischer.

Stagg, C.J. & Nitsche, M.A. (2011). Physiological Basis of Transcranial Direct Current Stimulation. The Neuroscientist, 17(1), 37-53. doi: 10.1177/1073858410386614.

Stahl, B., Mohr, B., Dreyer, F.R., Lucchese, G. & Pulvermüller, F. (2016). Using language for social interaction: Communication mechanisms promote recovery from chronic non-fluent aphasia. Cortex, 85, 90-99. doi: 10.1016/j.cortex.2016.09.021

Streiftau, S. (2006). Realisierung der Constraint-Induced Aphasia Therapy (CIAT) durch Laientherapeuten. Masterarbeit am Fachbereich Psychologie der Universität Konstanz.

Taub, E., Uswatte, G. & Pidikiti, R. (1999). Constraint-Induced Movement Therapy: A New Family of Techniques with Broad Application to Physical Rehabilitation--A Clinical Review. Journal of Rehabilitation Research and Development, 36(3), 237-251.

Tesak, J. (2006). Einführung in die Aphasiologie (2. Aufl.). Stuttgart: Georg Thieme.

Trans Cranial Technologies. (2012). 10/20 System Positioning Manual. Verfügbar unter: https://www.trans-cranial.com/local/manuals/10_20_pos_man_v1_0_pdf.pdf [06.03.17]

Van der Meulen, I., van de Sandt-Koenderman, W., Duivenvoorden, H., & Ribbers, H. (2010). Measuring verbal and non-verbal communication in aphasia. Reliability, validity, and sensitivity to change of the Scenario Test. International Journal of Language and Communication Disorders, 45 (4), 424-435. doi: 10.3109/1368 2820903111952

Vestito, L., Rosellini, S., Mantero, M. & Bandini, F. (2014). Long-term effects of transcranial direct-current stimulation in chronic post-stroke aphasia: a pilot study. Frontiers in Human Neuroscience, 8, 785. doi: 10.3389/fnhum.2014.00785

Vines, B.W., Norton, A.C. & Schlaug, G. (2011). Non-invasive brain stimulation enhances the effects of melodic intonation therapy. Frontiers in Psychology, 2, 230. doi: 10.3389/fpsyg.2011.00230

Willems, R.M. & Hagoort, P. (2007). Neural evidence for the interplay between language, gesture, and action: A review. Brain and Language, 101(3), 278-289. doi: 10.1016/j.bandl.2007.03.004

You, D.S., Kim, D.Y., Chun, M.H., Jung, S.E. & Park, S.J. (2011). Cathodal transcranial direct current stimulation of the right Wernicke's area improves comprehension in subacute stroke patients. Brain & Language 119, 1–5. doi: 10.1016/j.bandl.2011.05. 002

Anhang

**Empfindungen tDCS / Verblindung / Wahrnehmung Therapiepaar
(in Anlehnung an Fertonani et al., 2015; ins Deutsche übersetzt)**

Probanden-ID:	Datum:

1. War die Hirnstimulation in irgendeiner Weise unangenehm oder störend?

Bitte beantworten Sie die folgenden Fragen bezüglich der verschiedenen Wahrnehmungen und schätzen Sie Ihre Empfindungen mithilfe dieser Skala ein.

Keine = Ich habe das beschriebene Gefühl **nicht** wahrgenommen.
Wenig = Ich habe das beschriebene Gefühl **wenig** wahrgenommen.
Mittelmäßig = Ich habe das beschriebene Gefühl **mittelmäßig** wahrgenommen.
Deutlich = Ich habe das beschriebene Gefühl **deutlich** wahrgenommen.
Stark = Ich habe das beschrieben Gefühl **stark** wahrgenommen.

	Keine	Wenig	Mittel	Deutlich	Stark
Jucken	☐	☐	☐	☐	☐
Schmerz	☐	☐	☐	☐	☐
Brennen	☐	☐	☐	☐	☐
Wärme/Hitze	☐	☐	☐	☐	☐
Zwicken	☐	☐	☐	☐	☐
Metallischer Geschmack	☐	☐	☐	☐	☐
Ermüdung	☐	☐	☐	☐	☐
Andere ...	☐	☐	☐	☐	☐

© Springer Fachmedien Wiesbaden GmbH, ein Teil von Springer Nature 2018
M. Schulte, *Die nichtinvasive Hirnstimulation in der Aphasietherapie*,
Best of Therapie, https://doi.org/10.1007/978-3-658-22571-1

2. Wann hat das unangenehme Gefühl angefangen?

☐ am Anfang der Stimulation
☐ ungefähr in der Mitte
☐ eher zum Ende der Stimulation

3. Wie lang hat das Gefühl angehalten?

☐ es hörte kurz nach dem Anfang auf
☐ es hörte in der Mitte der Stimulation auf
☐ es hörte zum Ende hin auf

4. Wie sehr hat sich dieses Gefühl auf Ihre Leistung bei der Übung ausgewirkt?

☐ überhaupt nicht
☐ ein bisschen/wenig
☐ mittelmäßig
☐ deutlich
☐ sehr stark

5. Geben Sie an, wo sie das Gefühl gespürt haben.

☐ am Kopf
☐ an einem anderen Körperteil

6. Glauben Sie, dass Sie eine echte oder eine Kontrollstimulation erhalten haben?

☐ echte Stimulation
☐ Kontrollstimulation
☐ ich weiß es nicht

Anmerkungen über Probleme/Auffälligkeiten (z.Bsp. Hautirritation, Kopfschmerzen, Schmerz an der Kopfhaut, Schwindel, ...) & falls vorliegend Rating (siehe oben)

_____

_____

_____

7. Wie angenehm/harmonisch war die Interaktion mit Ihrem Therapiepartner?

☐ sehr angenehm
☐ angenehm
☐ unangenehm
☐ sehr unangenehm

Printed in the United States
By Bookmasters